U0391473

剑胆琴心
博采众方

黄汉源

呵护
乳腺健康

黄汉源　张晓辉◎主编

中国妇女出版社

图书在版编目（CIP）数据

呵护乳腺健康 / 黄汉源，张晓辉主编．-- 北京 ：
中国妇女出版社，2023.6
ISBN 978-7-5127-2276-7

Ⅰ.①呵… Ⅱ.①黄… ②张… Ⅲ.①乳房疾病－防
治－通俗读物 Ⅳ.①R655.8-49

中国国家版本馆CIP数据核字（2023）第092725号

责任编辑：王海峰
封面设计：尚世视觉
责任印制：李志国

出版发行 中国妇女出版社
地　　址：北京市东城区史家胡同甲24号　　邮政编码：100010
电　　话：（010）65133160（发行部）　　65133161（邮购）
网　　址：www.womenbooks.cn
邮　　箱：zgfncbs@womenbooks.cn
法律顾问：北京市道可特律师事务所
经　　销：各地新华书店
印　　刷：北京中科印刷有限公司

开　　本：150mm×215mm　1/16
印　　张：11.5
字　　数：80千字
版　　次：2023年6月第1版　　2023年6月第1次印刷
定　　价：59.80元

如有印装错误，请与发行部联系

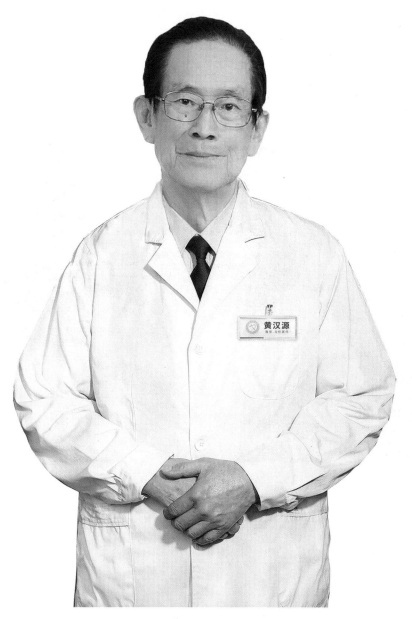

黄汉源医生

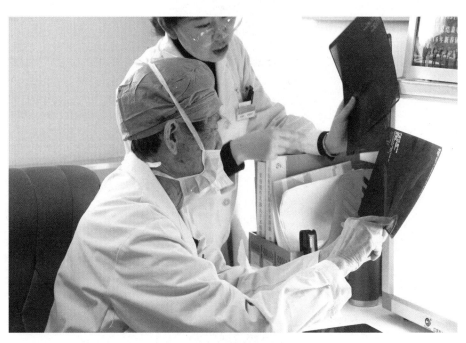

诊室里的黄汉源医生

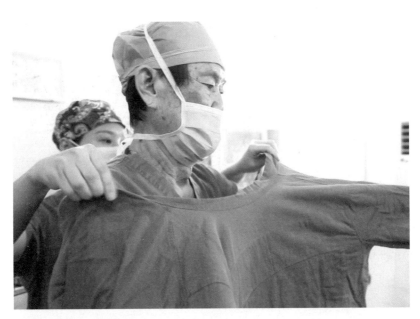

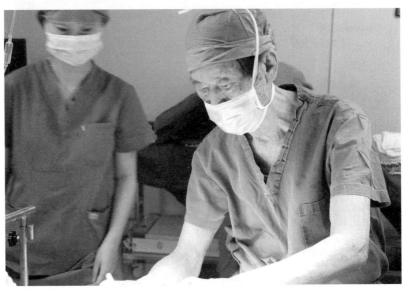

手术台上的黄汉源医生（1）

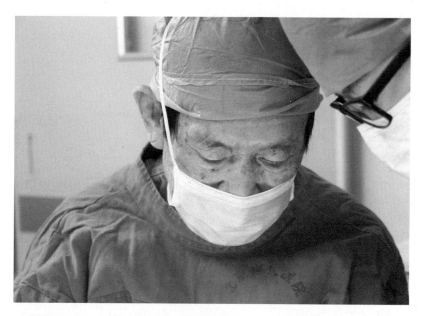

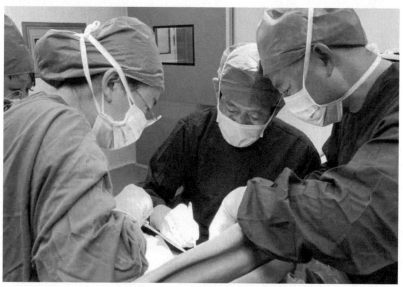

手术台上的黄汉源医生（2）

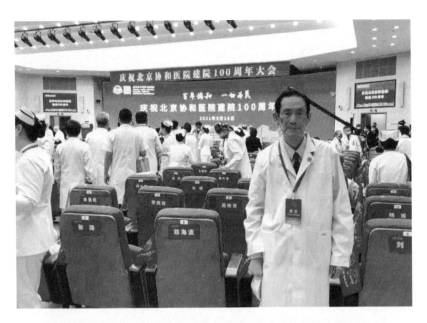

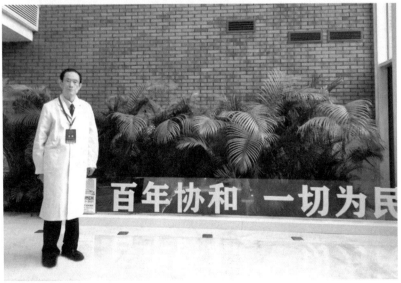

黄汉源医生在北京协和医院建院100周年大会现场（1）

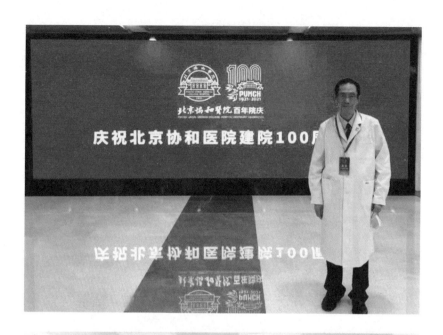

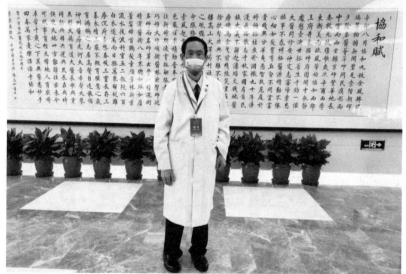

黄汉源医生在北京协和医院建院100周年大会现场（2）

编委会

主编

黄汉源　张晓辉

编委

黄汉源　张晓辉　蔡　丰

张　璟　师　杰　聂龙珠

冼达亨　黄俊颖　史晓光

陈琳琳　牛坤颖

编者的话

　　黄汉源教授是乳腺外科的前辈，他年少时从新加坡回国，在祖国学习和成长，一生致力于乳腺疾病的预防和诊治工作。在晚年，黄教授又开始钻研非哺乳期乳腺炎这一疾病。年近90岁的黄教授在1年多前找到我，委托我把他近年来治疗非哺乳期乳腺炎的经验总结一下，同时亲自拟定提纲且反复进行修改完善。

　　目前，国内外对非哺乳期乳腺炎的认知尚处于初级阶段。此病病因仍不明确，多数学者认为它与免疫相关，治疗方法也没有达成共识。对于早期的轻症病变，部分患者可以自愈，部分患者经过药物保守治疗

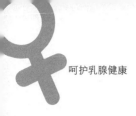

也可以痊愈。但仍有一部分患者保守治疗无效，局部引流或者切除病灶后反复发作、迁延不愈。对于此类患者，黄汉源教授认为，手术治疗可以帮助患者缩短病程、提高生活质量，通过应用腺皮瓣技术甚至可以让部分患者获得相对满意的乳房外形。

我在这里强调，我们将本书性质定义为非指南、非共识的经验分享，这是黄教授的初衷。当下，对于非哺乳期乳腺炎的治疗尚未有统一标准。百花齐放，百家争鸣，大家一起参与研究，才更利于明确病因、丰富治疗手段并提升疗效。

本书根据目前可参考的资料，从历史、病因、临床表现、影像学、病理、保守治疗、手术治疗等方面对非哺乳期乳腺炎进行了全方位介绍。其中，手术部分并非指南和标准。我们希望为久治不愈的非哺乳期乳腺炎患者朋友以及相关的医生朋友提供一些可能的治疗思路。

黄汉源教授已驾鹤西去。在最后住院的日子里，他仍十分关心本书的进展情况。

谨以此书纪念黄汉源教授。

在此也非常感谢参与编写本书的各位专家以及我的3位学生。

因时间有限，谬误在所难免，期望各位读者包容指正。

2023年5月于北京

前言

　　乳腺外科临床工作中，非哺乳期乳腺炎是一个难题。其流行病学特点是多发生于青壮年妇女。有数据显示，其估计发病率为每10万名妇女2.4例，占总体乳腺疾病的3%～5%。

　　非哺乳期乳腺炎在临床上包括三种不同病理过程。

　　第一种是大导管周围炎（periductal mastitis，PDM），其临床最终表现是乳腺导管瘘。

　　第二种是1951年Haagensen根据病理特点命名的乳腺导管扩张症（mammary duct ectasia，MDE）。

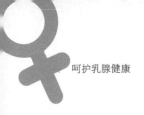

第三种是特发性肉芽肿性乳腺炎（idiopathic granulomatous mastitis，IGM），又叫作肉芽肿性小叶性乳腺炎（granulomatous lobular mastitis，GLM）。它是1972年Kessler和Wolloch首先描述的。当时，人们认为它是一种罕见疾病，但在临床上，它常与乳腺导管扩张症重叠存在，且很常见。临床上，重症皆为此类。

由于这三种病变皆有大量浆细胞浸润，故20世纪七八十年代人们将它们统称为浆细胞性乳腺炎。目前，国外很少有人用这一称谓，国内很多学者也反对用此名称，因为此疾病和一般炎症不同，且按炎症处理效果很差。即使通过手术治疗，据国内外报道其复发率仍高达30%左右。故，此病被认为是乳腺外科难题之一。

对于肉芽肿性乳腺炎的严重病变，本书作者团队经过多年临床实践（治疗了4000多例患者）发现：本病的特点不是复发率高，而是病灶不易切净；一旦切净病灶，复发率可降至5%以下。

　　为解除广大患者的病痛，本书作者团队将多年临床工作经验及研究成果汇集成本书，旨在为帮助广大外科医生处理相关问题尽绵薄之力。

目录

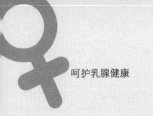

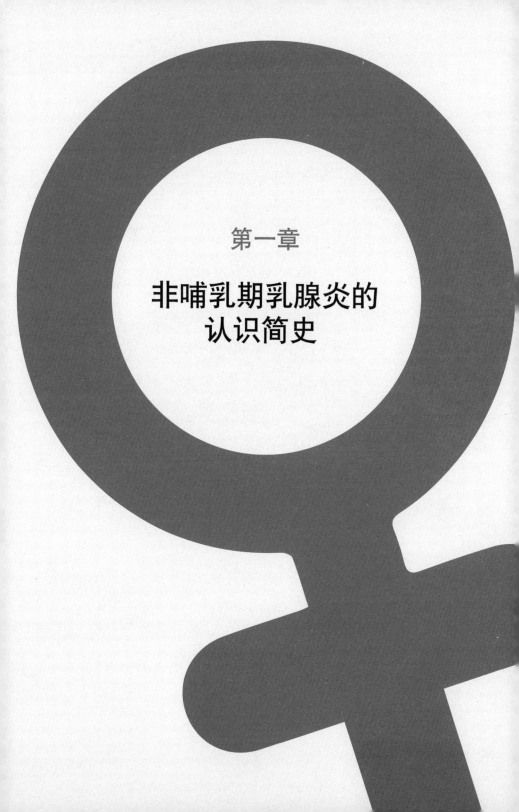

第一章

非哺乳期乳腺炎的认识简史

医学上对非哺乳期乳腺炎这一类疾病的认识，有一个漫长的过程。

1925年，Ewing在镜下发现本病病灶中有大量浆细胞浸润，于是首次将本病命名为"浆细胞性乳腺炎"。

1928年，Küchen称之为"局限性淋巴肉芽肿"（localized lymphogranuloma）。

1933年，Adair提示木病临床上可分为两个阶段：一是急性期，患者自觉有疼痛症状；二是后期，

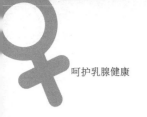
炎性反应逐渐发展为硬块。

1951年，Haagensen根据此病导管扩张、管腔扩大的病理特点，将其命名为"乳腺导管扩张症"，而且认为乳腺导管扩张、乳腺导管瘘、乳晕下窦道等症状是同一种病不同阶段的表现。

1951年，Zuska等首先描述了导管周围炎这一症状，他的妻子是他的第一个病例。

1955年，Atkins详细描述了乳腺导管瘘的病症和成因——输入导管和壶腹部内壁鳞状上皮化生—角化—角化物堵塞导管—导管破裂—细菌侵入—脓肿形成。

1957年，Anderson认为浆细胞性乳腺炎是乳腺导管扩张症非必然的临床结果，并且认为导管周围炎和导管扩张是两种不同的疾病，各有不同的病因。

本书观点是这样的，先有导管周围炎，之后形成乳晕旁脓肿，最后形成导管瘘，而且乳晕下及周围病灶浅，深部无肿块。

1972年，Kessler和Wolloch首次报告肉芽肿性小叶性乳腺炎这一疾病。其病理特征是，乳腺小叶呈非干酪性肉芽肿，局部常伴小脓肿。

2010年，刘鹏熙在《中华乳腺病杂志》（第4卷第4期）发文称：非哺乳期乳腺炎包括导管周围炎、导管扩张症、特发性肉芽肿性小叶性乳腺炎这三种病症，病灶局部有大量浆细胞浸润，可称为"浆细胞性乳腺炎"；其治疗方法有所不同，但谈到预后很多人都认为其容易反复发作。

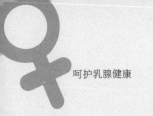

参考文献

〔1〕 胡峻,万华,胡宗德.浆乳方联合手术治疗浆细胞性乳腺炎临床观察[J].上海中医药大学学报,2012,26（3）:48-50.

〔2〕 刘鹏熙.几种容易复发的非哺乳期乳腺炎[J].中华乳腺病杂志（电子版）,2010,4（4）:57-60.

〔3〕 KESSLER E,WOLLOCH Y.Granulomatous mastitis:a lesion clinically simulating carcinoma[J].Am J Clin Pathol,1972,58（6）:642-646.

〔4〕 HAAGENSEN C D.Mammary-duct ectasia；a disease thatmay simulate carcinoma[J].Cancer,1951,4（4）:749-761.

〔5〕 GUADAGNI M,NAZZARI G.Zuska's disease[J].G Ital Dermatol Venereol,2008,143（2）:157-160.

〔6〕 ADAIR F E.Plasma cell mastitis-a lesion simulating

mammary carcinoma[J].Arch Surg,1933,26（5）:735-749.

〔7〕 GOING J J,ANDERSON T J,WILKINSON S,et al.Granulomatous lobular mastitis[J].J Clin Pathol,1987,40（5）:535-540.

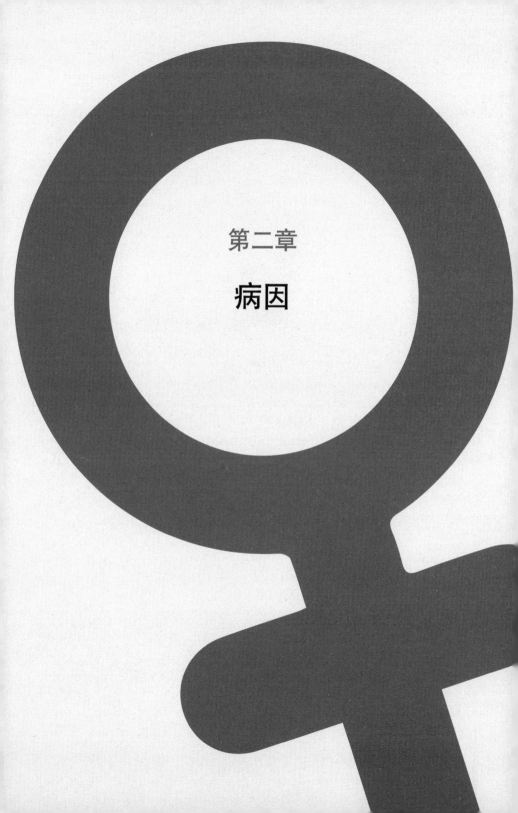

第二章

病因

　　肉芽肿性乳腺炎是非哺乳期乳腺炎中治疗最为困难的类型。目前，它的病因不是非常明确，不同的报道显示可能的原因包括怀孕生产、高泌乳素血症、导管堵塞、口服避孕药、肥胖、自身免疫疾病、感染、外伤等。

　　5年内的生育史与肉芽肿性乳腺炎关系密切。Bilal的研究发现，肉芽肿性乳腺炎的平均发病年龄为36岁，且56%的肉芽肿性乳腺炎患者发病时过去5年内有生育史。Barreto基于90例患者的研究也表明，63%的患者发病时过去5年内有生育史，吸烟的患者比例很低，仅为8.9%。

Taylor及其同事考虑外渗的乳汁及分泌物可能是导致肉芽肿性炎症反应的原因。

Bilal报道的病程最长的患者，病程长达105周，不仅发病时过去5年内有哺乳史，还伴有高泌乳素血症。

Cserni也报道，血清高泌乳素水平以及过量的乳汁分泌与肉芽肿性乳腺炎有关。Kent也曾指出，生产后大量乳汁分泌与雌激素抑制回奶可能导致乳汁外溢甚至局部免疫包块。

此外，口服避孕药物、抗抑郁药物，肥胖等因素在一定程度上会导致人体内雌激素和泌乳素的异常，造成乳汁分泌增多甚至外溢。这或许与此病有关。目前，将此类乳腺炎划入特发性肉芽肿性乳腺炎的范畴。

另一方面，免疫相关因素对肉芽肿性乳腺炎的影

响也不能忽视。有一部分肉芽肿性乳腺炎可能与免疫
因素有关。有报告指出，患有结节性红斑、结节病、
韦格纳肉芽肿、巨细胞血管炎等疾病的患者，往往也
有肉芽肿性乳腺炎。这类患者病因目前仍不明确，亦
将其划入特发性肉芽肿性乳腺炎的范畴。

有部分学者报道肉芽肿性乳腺炎可能和感染因素
有关，如结核分枝杆菌感染、真菌感染、寄生虫感染
等。Barreto的调查显示，15.5%的患者结核分枝杆菌
实验为阳性。土耳其学者Korkut的调查显示，在90
余例肉芽肿性乳腺炎中有73例为特发性肉芽肿性乳
腺炎，18例为结核性肉芽肿性乳腺炎，1例与包虫病
相关。

近年也有报道提示，某些棒状杆菌或许是一部
分肉芽肿性乳腺炎的发病原因，比如柯氏棒状杆菌
（corynebacterium kroppenstedtii）、无枝菌酸棒杆
菌（corynebacterium amycolatum）、结核棒状杆菌

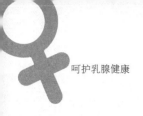

（corynebacterium tuberculostearicum）等。这些细菌
生长缓慢，常规的细菌培养方法无法检出，需进一步
积累样本进行验证。

　　某些学者将有感染病原体的肉芽肿性乳腺炎称
作特异性肉芽肿性乳腺炎（specific granulomatous
mastitis，SGM）。更有一些学者把能检测出柯氏
棒状杆菌的肉芽肿性乳腺炎单独列为一个亚组，
称其为囊性中性粒细胞性肉芽肿性乳腺炎（cystic
neutrophilic granulomatous mastitis，CNGM），此种
乳腺炎病理学表现为肉芽肿性和中性粒细胞性炎症，
伴囊腔或空泡。

　　此病真正病因虽未明确，但多数学者认为与患者
自身免疫相关。

参考文献

〔1〕AL-KHAFFAF B,KNOX F,BUNDRED N J.Idiopathic granulomatous mastitis:a 25-year experience[J].J Am Coll Surg,2008,206（2）:269-273.

〔2〕BARRETO D S,SEDGWICK E L,NAGI C S,et al.Granulomatous mastitis:etiology,imaging,pathology,treatment, and clinical findings[J].Breast Cancer Res Treat,2018,171（3）:527-534.

〔3〕TAYLOR G B,PAVIOUR S D,MUSAAD S,et al.A clinicopathological review of 34 cases of inflammatory breast disease showing an association between corynebacteria infection and granulomatous mastitis[J]. Pathology,2003,35:109–119.

〔4〕CSERNI G,SZAJKI K.Granulomatous lobular mastitis following drug-induced galactorrhea and blunt trauma[J].

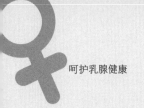

Breast J,1999,5（6）:398–403.

〔5〕BROWN K L,TANG P H.Postlactational tumoral granulomatous mastitis:a localized immune phenomenon[J]. Am J Surg,1979,138（2）:326-329.

〔6〕DIESING D,AXT-FLIEDNER R,HORNUNG D,et al.Granulomatous mastitis[J].Arch Gynecol Obstet,2004,269（4）:233-236.

〔7〕KORKUT E,AKCAY M N,KARADENIZ E,et al.Granulomatous mastitis:a ten-year experience at a university hospital[J]. Eurasian J Med,2015,47（3）:165-173.

〔8〕PAVIOUR S,MUSAAD S,ROBERTS S,et al.Corynebacterium species isolated from patients with mastitis[J].Clin Infect Dis,2002,35（11）:1434-1440.

〔9〕STARY C M,LEE Y S,BALFOUR J.Idiopathic granulomatous mastitis associated with corynebacterium sp.Infection[J]. Hawaii Med J,2011,70（5）:99-101.

〔10〕WU J M,TURASHVILI G.Cystic neutrophilic granulomatous mastitis:an update[J].J Clin Pathol,2020,73（8）:445-453.

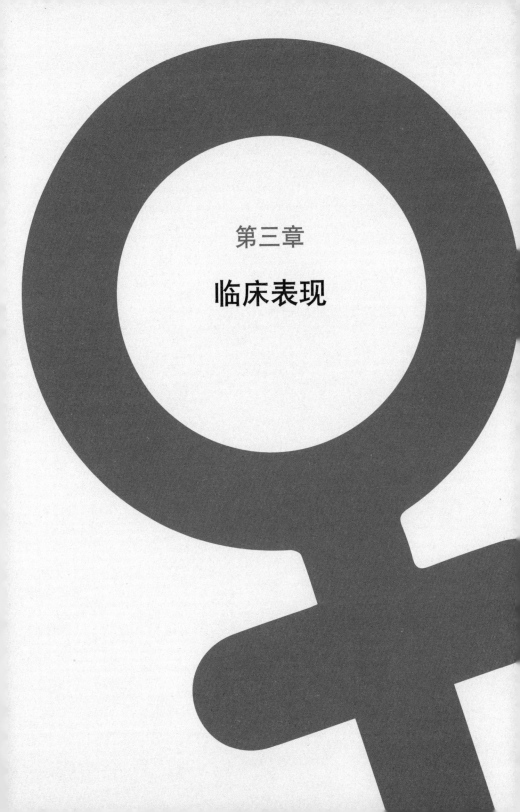

第三章

临床表现

肉芽肿性乳腺炎临床表现如下。

一、发病年龄

多见于青壮年妇女，老年患者少见，多数患者在
45岁以下。

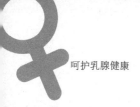
二、发病部位

可发生于乳腺任一象限，乳晕区常被累及。

三、临床分期

根据疾病病程及临床表现，通常将肉芽肿性乳腺炎分为自限期、充血肿胀期、脓肿形成期、复杂难治期四期。

值得注意的是，在临床中这些分期并不一定是按以上顺序发生的。有些患者的病程可能跳过某些阶段，很多患者甚至没有明确的临床分期。对于多病灶患者而言，不同的病变可能处于不同的阶段。

自限期

部分患者可自发进入缓解期，炎性症状逐渐减轻，肿块自行缩小，疾病趋于痊愈。如果出现机体免疫力下降、感染等相关诱发因素，疾病可能复发。

充血肿胀期

疾病初期病情快速进展，可在短时间内形成局部可触及的痛性肿块。肿块质地硬，有触痛。肿物上方皮肤可出现红肿，甚至可能出现橘皮征或乳头凹陷。

脓肿形成期

随着疾病进一步发展，肿块迅速增大，以脓肿为主要表现。可出现局部红肿波动、皮温增高。而且，红肿区可以是多处。

复杂难治期

随着疾病迁延，脓肿破溃、切开引流或者切除病

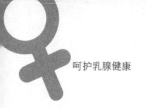
灶后，可形成瘘管或经久不愈的窦道以及创面。

四、复发率

文献报道不一，目前大部分文献所报道的复发率在30%～50%之间。

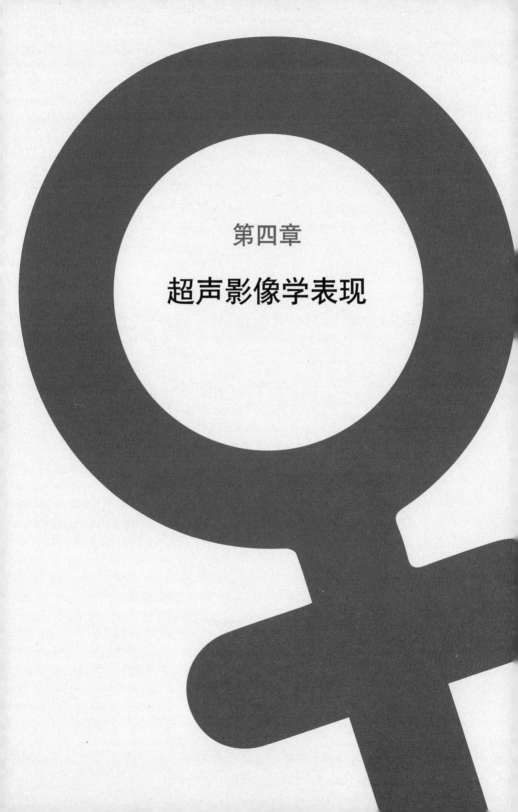

第四章

超声影像学表现

肉芽肿性乳腺炎是非哺乳期乳腺炎中较为常见的类型。

1970年，Milward等首次报道肉芽肿性乳腺炎是一种良性的复发率高的肉芽肿性病变，易被误诊为乳腺癌。1972年，Kessler等报道了5例临床被误诊为乳腺癌的肉芽肿性乳腺炎。

肉芽肿性乳腺炎占乳腺良性疾病的1.8%，具有一定种族倾向性，易发生于地中海国家的女性，以及拉丁裔和亚裔女性。

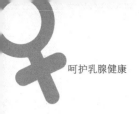

肉芽肿性乳腺炎又称肉芽肿性小叶性乳腺炎，是一种少见的乳腺慢性炎性病变。病理特征为局限于乳腺小叶的非干酪样肉芽肿。需排除结核、寄生虫、真菌所致的肉芽肿，韦格纳氏肉芽肿，异物肉芽肿，以及结节病、结节性多动脉炎、巨细胞性动脉炎等。病因尚不明确，目前普遍认为它是一种自身免疫性疾病。

研究发现，乳汁进入腺泡后，若不能顺利排入输乳管，会在小叶内淤积，而乳汁中的脂质类物质分解后可在小叶局部发生超敏反应及免疫反应。这是导致小叶肉芽肿炎症的原因之一。病理组织学上，肉芽肿性乳腺炎主要表现为以终末导管小叶单位为中心的慢性化脓性肉芽肿性炎症，中央常有小脓肿和脂质吸收空泡。

超声是乳腺检查的常规手段，但是肉芽肿性乳腺炎的超声表现不具有特征性，一方面是不易与其他类型乳腺炎相鉴别，另一方面是容易与乳腺浸润性癌相混淆。肉芽肿性乳腺炎在常规灰阶超声上可表现为不均质低回声、形态不规则、边界不清、边缘成角，在彩色多普勒超声上显示血流较丰富，而这些声像图表现同样可以出现在其他类型的乳腺炎和乳腺浸润性癌的超声报告上。

疾病发展或转归的不同时期，超声表现也不同，各种表现类型之间可相互转化。国内外学者对于肉芽肿性乳腺炎的超声表现有多种描述。

Dursun M. 等将肉芽肿性乳腺炎的超声表现分成结节型、团块型和窦道管样型3种。一是结节型，主要表现为小于3cm，多位于腺体浅层，回声不均，后方回声增强，血供较少。二是团块型，主要表现为大于等于3cm，形态不规则，边缘可呈蟹足毛刺征，纵横比小于0.7，回声不均，血供较丰富，伴腋窝淋巴结肿大。三是窦道管样型，超声下表现为不均质低回声

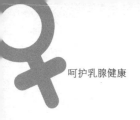

区（伴窦道开口于皮肤）或管样低回声。

Yildiz S. 等也将其分成3种类型。一是结节肿块型，主要表现为边界模糊、形态不规则以及不均匀的低回声或混合回声的结节（或肿块），伴（或不伴）液性无回声区。二是片状回声型，主要表现为局限在一个象限的连续的边界不清的片状低回声或混合回声。三是弥散型，超声表现为小叶内散在分布大片低回声或混合回声区，且常跨越多个象限存在、无明显边界，病变区域无正常腺体显示且回声明显低于正常腺体组织。

国内学者颜芬等将肉芽肿性乳腺炎分成4种类型。一是类淋巴结型，表现为散在分布于非乳头区腺体内的卵圆形结节，弱回声包绕中等回声，无血流信号。二是弥漫混合回声型，主要表现为：中低混合回声，边缘圆钝；或低弱混合回声，边缘成角似蟹足，后方稍衰减；血供丰富。三是脓肿液化坏死型，主要表现为脓腔平行走行延至乳头后方或纵行葫芦状发展由小瘘口延至皮下。四是多脓腔多瘘管型，主要表现为腺体内多发低弱脓腔，伴多条不规则窦道，可贯通，血供较丰富。

虽然以上分型及描述各不相同，但都体现了肉芽肿性乳腺炎在发展的不同阶段超声表现的多样性。初期，病变局限于终末导管小叶单位（小叶轮廓尚在），可表现为非中央区单发或多发小结节，形态规则或不规则。随着病变进展，如病灶增大或相互融合，内部会出现微脓肿，具体表现为较大的肿块或片状不均质回声，内部小囊状或管状无回声区，血流增加。多处病灶之间可见不规则低回声相连。当小叶结构遭到破坏、坏死融合成较大脓腔时，超声可见病灶内部有不规则的低（无）回声区，也可见点状回声，探头挤压有流动感。病变可局限于一个象限，也可累及多个象限。可伴同侧腋窝淋巴结反应性增生、皮质增厚、皮髓质分界尚清、血流分布未见异常等。

肉芽肿性乳腺炎在未形成明显脓腔时与乳腺癌在

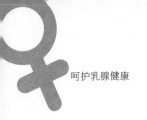

超声图像上十分难以鉴别。陈薇等提出以下一些鉴别要点：

1.肉芽肿性乳腺炎虽形态不规则，但多平行生长，而典型乳腺浸润性癌多为不规则形垂直生长，局部纵横比大于1。

2.肉芽肿性乳腺炎后方回声多无明显改变，部分肿块后方可见回声增高，浸润性癌后方回声衰减更多见。

3.肉芽肿性乳腺炎一般不会破坏导管结构，而浸润性癌会导致导管结构扭曲。

4.肉芽肿性乳腺炎内较少见钙灶。

5.由于炎症病变充血，彩色多普勒会显示血流较丰富，但以低阻血流为主，而浸润性癌血流阻力较高。

6.肉芽肿性乳腺炎同侧腋窝淋巴结可有肿大，具体而言多表现为皮质增厚、皮髓质分界尚清、血流分布未见异常，而恶性淋巴结转移多表现为皮质异常增厚或不均匀增厚，增厚皮质处可见丰富血流。

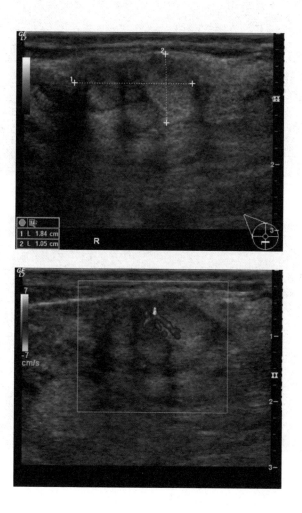

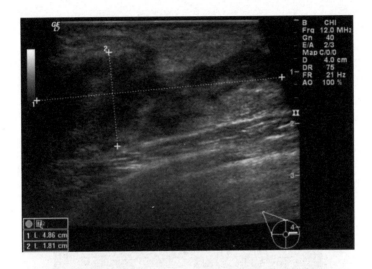

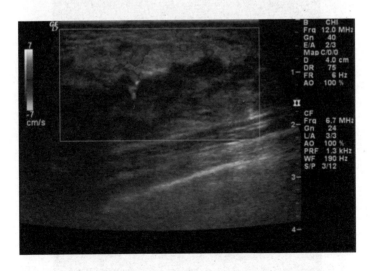

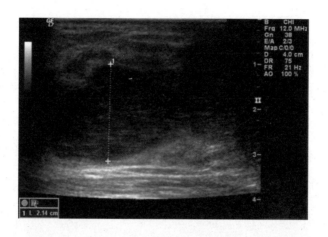

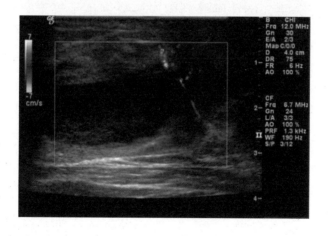

　　除常规超声外，亦有学者进行了超声造影、弹性成像方面的研究。肉芽肿性乳腺炎超声造影表现为早期增强、均匀增强、增强范围与二维声像图相等，

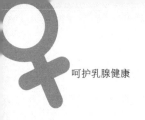

脓肿形成时可见灌注缺损。少数肉芽肿性乳腺炎可见"蟹爪样"增强和增强范围扩大，原因可能是肿块内血管较多以及合并周围炎症。由于乳腺腺泡和小叶结构的破坏或消失、炎性细胞的浸润、导管囊性扩张、间质黏液样变性以及部分脓肿形成，肉芽肿性乳腺炎通常质地较软。即使炎症晚期周围纤维结缔组织会增生，其硬度仍低于浸润性乳腺癌。根据超声弹性成像改良5分法，肉芽肿性乳腺炎评分多小于等于3分，而浸润性癌多大于等于4分。

参考文献

〔1〕 MILWARD T M,GOUGH M H.Granulomatous lesions in the breast presenting as carcinoma[J].Surg Gynecol Obstet,1970,130（3）:478-482.

〔2〕 KESSLER E,WOLLOCH Y.Granulomatous mastitis:a lesion clinically simulating carcinoma[J].Am J Clin Pathol,1972,58（6）:642-646.

〔3〕 BASLAIM M M,KHAYAT H A,AL-AMOUDI S A.Idiopathic granulomatous mastitis:a heterogeneous disease with variable clinical presentation[J].World J Surg,2007,31（8）:1677-1681.

〔4〕 BOUFETTAL H,ESSODEGUI F,NOUN M,et al.Idiopathic granulomatous mastitis:a report of twenty cases[J].Diagn Interv Imaging,2012,93（7-8）:586-596.

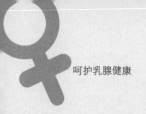

〔5〕ERHAN Y,VERAL A,KARA E,et al.A clinicopthologic study of a rare clinical entity mimicking breast carcinoma:idiopathic granulomatous mastitis[J].Breast,2000,9（1）:52-56.

〔6〕林燕青,张惠斌,曲利娟,等.肉芽肿性小叶性乳腺炎106例临床病理特征及病因分析[J].临床与实验病理学杂志,2017,33（9）:1013-1015.

〔7〕程涓,杜玉堂,丁华野.肉芽肿性小叶性乳腺炎的临床病理诊断及鉴别诊断[J].中华病理学杂志,2016,45（8）:507-512.

〔8〕DURSUN M,YILMAZ S,YAHYAYEV A,et al.Multimodality imaging features of idiopathic granulomatous mastitis:outcome of 12 years of experience[J].Radiol Med 2012,117（4）:529-538.

〔9〕YILDIZ S,ARALASMAK A,KADIOGLU H,et al.Radiologic findings of idiopathic granulomatous mastitis[J].Med Ultrason,2015,17（1）:39-44.

〔10〕颜芬,李杰,丁伟山,等.肉芽肿性小叶性乳腺炎超声

表现及与临床病理对照分析[J].中国超声医学杂志,2017,33（1）:79-81.

〔11〕陈薇,牛建梅,曹云云,等.肉芽肿性小叶性乳腺炎超声表现与临床病理学特征分析[J].肿瘤影像学,2021,30（2）:82-85.

〔12〕徐子杭,姜珏,贾琬莹,等.超声造影对肉芽肿性小叶性乳腺炎和乳腺癌的鉴别诊断价值[J].中国超声医学杂志,2020,36（5）:402-404.

〔13〕李娜,陆欣贤,昝星有,等.超声联合弹性成像在非哺乳期乳腺炎与乳腺癌鉴别诊断中的临床价值[J].医学影像学杂志,2021,31（5）:795-798.

〔14〕宁浩杰,韦德湛,陈洁莹,等.探讨自动乳腺全容积扫查与常规超声对肉芽肿性乳腺炎诊断的临床应用价值[J].中国临床医学影像杂志,2020,31（8）:572-575.

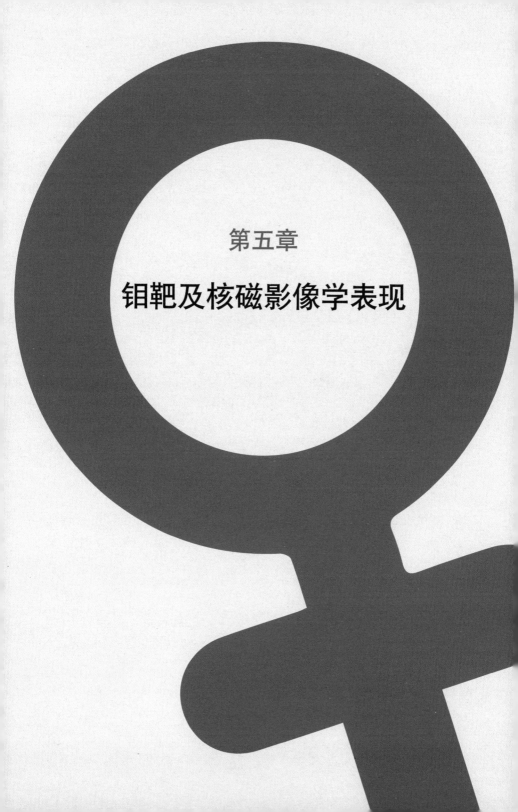

第五章

钼靶及核磁影像学表现

肉芽肿性乳腺炎的钼靶及核磁表现如下。

一、导管扩张期

钼靶：双侧乳晕后方见对称性分枝状管状略高密度影；可见少量散在良性钙化灶，未见线状、分枝状、不规则恶性钙化灶；未见肿块及结构异常。

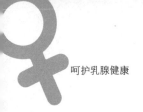

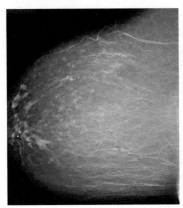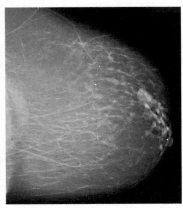

双侧乳晕后大导管扩张伴少量良性钙化

二、炎症期

钼靶：导管扩张，乳晕后可见管状结构；乳头凹陷，乳晕皮肤增厚；双侧或单侧乳晕区及周围区域腺体密度不均匀增高，结构紊乱，边界欠清，中间夹杂条状或蜂窝状、囊状透亮影；血管增粗。

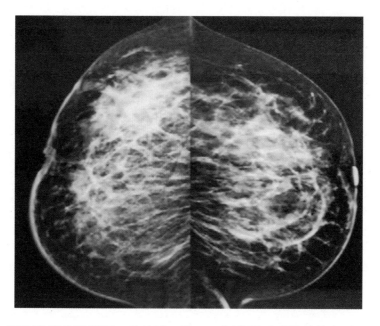

双侧乳晕皮肤增厚，乳头略凹陷。双侧乳晕后腺体结构紊乱，
边界欠清，中间夹杂条状或蜂窝状、囊状透亮影

MRI：具体表现为片状不均匀长T1、长T2信号影。增强后病灶显示更加清晰，早期表现为斑点状强化，随着病变进展可融合成斑片状强化，且强化十分迅速。部分可见火焰状改变。患侧乳房较健侧增大，腺体水肿，皮肤增厚。

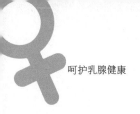

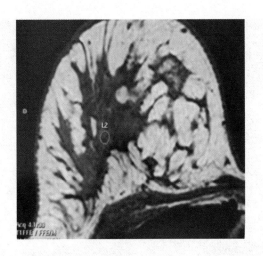

片状不均匀长T1、长T2信号影

三、慢性期

钼靶：多数于乳晕周围或乳腺中央区有团片状模糊影或肿块影，这些基本为等密度或稍高密度影，边缘模糊、毛糙。同时，乳腺结构紊乱，血管增粗。双侧或单侧可见沿导管分布的粗大杆状钙化（边缘光滑，一般直径大于1mm，非连续分布）。在中心导管内可见导管塑形，在周边导管内钙化中心可见透亮区。乳晕皮肤增厚，乳头凹陷。乳晕后导管增粗。腋窝淋巴结肿大。

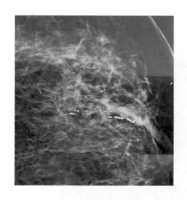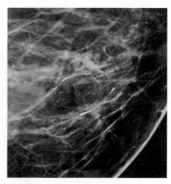

乳晕后沿导管分布多发粗大杆状钙化，可见导管塑形

　　MRI：表现为区域分布，可见斑点、斑片状强化及不规则或规则的脓腔形成，脓肿壁强化快速而明显。DWI中心高信号，对应强化环的中心。因炎症反应，病灶周边边缘模糊、毛糙。动态增强病变强化方式多为离心扩散。乳头内陷及邻近皮肤增厚，胸壁受累较DCIS多。常伴同侧淋巴结肿大。

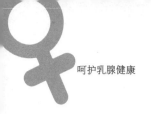
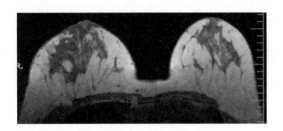

T1加权像为长T1信号

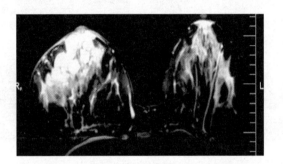

T2加权像右侧乳晕后偏外侧多发类圆形长T2信号

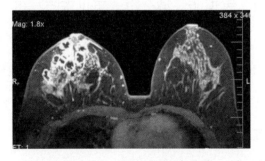

增强扫描序列见右乳晕后偏外侧多发脓肿壁环形强化

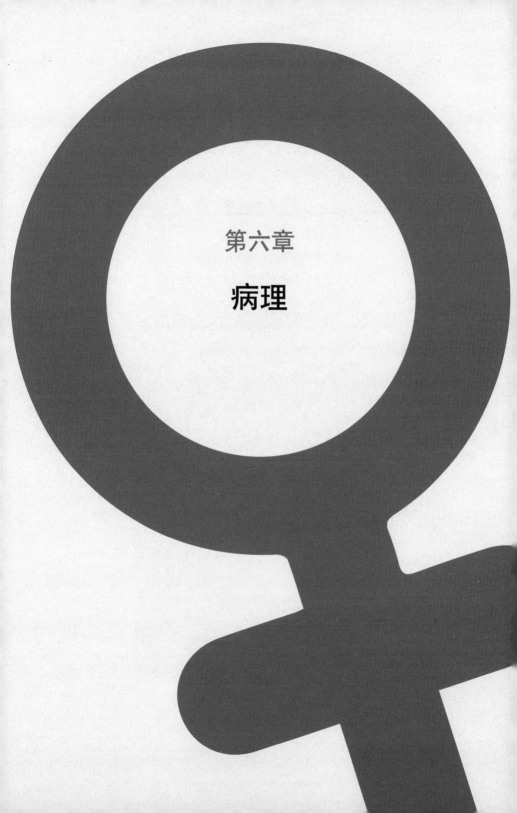

第六章

病理

肉芽肿性乳腺炎病理上又被称为肉芽肿性小叶性乳腺炎，由Kessler 和 Wolloch于1972年首次报道。

病理组织学表现是这样的。低倍镜下可见病变以乳腺小叶为中心分布，有多种混合性炎细胞浸润，伴多发肉芽肿。部分肉芽肿中央可见空的囊泡（被认为是脂质溶解空泡），伴中性粒细胞聚集带，其外周区可见多少不等的淋巴细胞、浆细胞、中性粒细胞、类上皮样组织细胞及多核巨细胞浸润。部分病例肉芽肿中央区无囊泡，仅见中性粒细胞聚集。病变广泛者肉芽肿相互融合，常导致原乳腺小叶内腺管减少或消

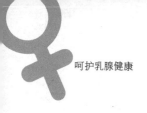

失。病变中小叶内或小叶间导管可扩张。

随着病情进展，此病变病理表现又略有不同，具体表现如下。

1.早期病变。导管扩张，上皮细胞萎缩并有脱失。管腔内有脱落的上皮细胞及含脂质的分泌物。导管明显增厚，导管周围有以浆细胞为主的炎性细胞浸润。

2.后期病变。导管周围脂肪组织内出现小的脂肪坏死灶及大片炎性反应，乳腺小叶结构被破坏。坏死组织周围有大量浆细胞、淋巴细胞，少量组织细胞、中性粒细胞，以及多核巨细胞浸润，尤以浆细胞浸润为主。组织细胞吞噬大量脂质，由于胞浆丰富，从而形成泡沫细胞。出现多核巨细胞及上皮样细胞形成的非干酪样坏死肉芽肿。

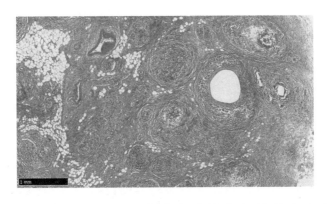

低倍镜下：可见以乳腺小叶为中心的炎症病变；
HE 3X

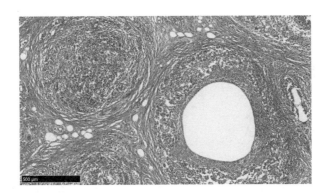

中倍镜下：可见多种混合性炎细胞浸润小叶内间
质，伴中性粒细胞围绕的中央囊泡；HE 7X

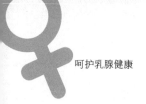

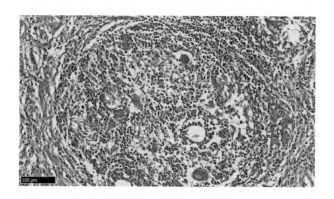

　　高倍镜下：小叶内可见中性粒细胞、淋巴细胞、浆细胞等多种混合性炎细胞浸润，及类上皮组织细胞、多核巨细胞聚集而成的肉芽肿；HE 20X

参考文献

〔1〕KESSLER E,WOLLOCH Y.Granulomatous mastitis:a lesion clinically simulating carcinoma[J].AM J Clin Pathol,1972,58（8）:642–646.

〔2〕CHEN L,ZHANG X Y,WANG Y W,et al.Granulomatous lobular mastitis:a clinicopathological analysis of 300 cases[J].Zhonghua Bing Li Xue Za Zhi,2019,48（3）:231-236.

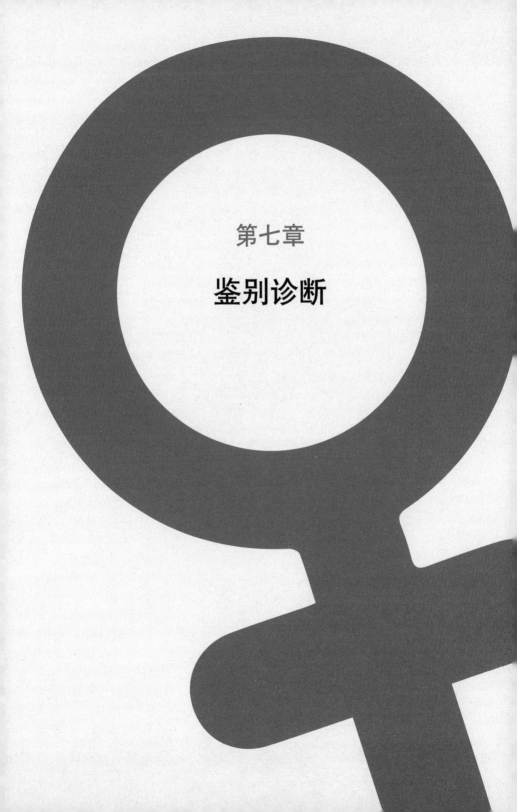

第七章

鉴别诊断

肉芽肿性乳腺炎是一种较少见的乳腺良性炎症性病变，由Kessler 和 Wolloch于1972年首次报道。其发病原因不明，部分病例被认为与感染特别是棒状杆菌感染有关，部分病例与自身免疫、a1-抗胰蛋白酶缺乏、口服避孕药、妊娠、哺乳、高泌乳素血症、吸烟、局部创伤、刺激等因素有关。

该病最常见于有哺乳史的育龄期女性，大部分患者于30岁左右发病。因临床常表现为乳腺肿块，伴乳头溢液、乳头回缩、橘皮样外观、皮肤溃疡、瘘管形成、淋巴结肿大等，此病易与乳腺癌相混淆。

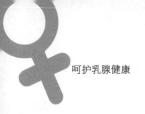

鉴别诊断需考虑以下几种疾病。

一、炎性乳腺癌或伴感染的乳腺癌

炎性乳腺癌是一种特殊类型的乳腺癌，主要发生于中青年女性，主要表现为整个乳房红、肿、热、痛等，且伴乳房巨大硬块。这些症状非常类似于肉芽肿性乳腺炎的症状。

另外，某些原因导致局部感染的乳腺癌，具有皮肤窦道以及乳腺局部感染的表现，同时伴乳房硬块，也不容易与肉芽肿性乳腺炎相区别。

对此两种情况，除了详细询问病史以外，相关影像检查发现癌性钙化灶有助于区分。

钼靶通常表现为乳腺肿块，浸润生长，边界不清，有毛刺、分叶，部分病例也可见节段浸润性生长。MRI对于癌肿周围组织的浸润情况显示更清晰，动态增强扫描时间信号曲线通常为流出型或平台型。组织病理学检查为鉴别诊断的"金标准"。

二、急性哺乳期乳腺炎

急性哺乳期乳腺炎指哺乳期女性由于细菌感染发生的乳腺炎。此类乳腺炎易明确诊断。诊断指标有，患者处于哺乳期，有细菌易感因素，乳腺有明确的红、肿、热、痛等急性炎症表现，体温升高，血象白细胞升高，细菌培养多为G+化脓性球菌，抗生素治疗有效。此外，可伴脓肿形成，切开引流后疾病快速好转。

若病变累及范围较大，边缘模糊，脓肿形成后超声实时显像可显示脓腔内脓液流动，光点漂浮。由于脓腔内蛋白含量高，DWI扫描可显示明显高信号。MR增强扫描脓壁强化显著，脓腔不强化。

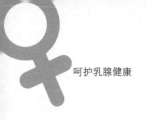
三、导管周围炎

导管周围炎指乳腺导管周围的炎症或者感染。有人认为，大乳管发生鳞状化生的时候，会出现乳晕下或大导管脓肿，因此此病又被称为乳管鳞状化生（squamous metaplasia of lactiferous ducts，SMOLD），或乳晕下脓肿，或 Zuska病。

Bilal发现，导管周围炎平均发病年龄为52岁，有吸烟史的患者所占比例高达60%；而肉芽肿性乳腺炎平均发病年龄为36岁，有吸烟史的患者所占比例为17%，且大多患者5年内有生产史。

Furlong同样发现吸烟者乳管周围炎的发病比例显著高于非吸烟者，而且严重的炎症细胞浸润更显著地发生于年轻女性吸烟者，严重吸烟者（每天10支）的导管炎性浸润和乳管鳞状上皮化生明显较非吸烟者更严重。肉芽肿性乳腺炎主要发生于5年内有生产史的女性，与吸烟联系不紧密。

　　病理学上导管周围炎是导管周围的混合性（巨细胞、中性粒细胞、淋巴细胞等）炎性细胞浸润型肿块，多位于乳头、乳晕和大导管，时常伴鳞状上皮化生；而肉芽肿性乳腺炎则表现为明显的以导管或者小叶为中心的肉芽肿。有些研究认为肉芽肿性乳腺炎是导管周围炎的一个特殊阶段，目前此说法仍存争议。

四、乳腺导管扩张症

　　肉芽肿性乳腺炎可合并导管扩张，但它主要发生于小叶内和小叶间导管，可能是小叶病变逆行累及导管所致。而导管扩张症好发于围绝经期经产妇女，表现为大、中导管扩张，管腔内可充满黏稠膏状物。

　　根据病理及临床发展过程，它可分为导管扩张期、

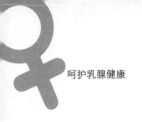

炎块期、脓肿期和瘘管期。炎块期导管周围有大量浆细
胞、淋巴细胞浸润，故此期又被称为浆细胞性乳腺炎。

五、硬化性淋巴细胞性小叶性乳腺炎

多见于青年和中年妇女，主要发生于1型糖尿病
（胰岛素依赖性糖尿病）女性患者。常无明确肿块。
组织学早期表现为乳腺小叶内、导管周围及血管周围
大量淋巴细胞浸润，小叶间纤维母细胞、肌纤维母细
胞增生。晚期小叶萎缩或消失，可伴淋巴滤泡形成、
间质硬化和玻璃样变性。

六、IgG4相关硬化性乳腺炎

IgG4相关硬化性疾病是一种新的与IgG4相关的累

及多器官的慢性进行性自身免疫性疾病，有独特的临床及病理学表现。IgG4相关硬化性乳腺炎非常罕见，病变特点为淋巴细胞、浆细胞呈结节性弥漫性浸润，伴间质硬化及乳腺小叶缺失。

Allen等提出了关于该病的诊断标准，该诊断标准具体包括5个阳性指标和3个阴性指标。其中，阳性指标为致密淋巴浆细胞浸润、席纹状纤维化、闭塞性脉管炎、>10个IgG4阳性细胞/HPF、IgG4/IgG>40%，阴性指标为上皮样组织细胞、肉芽肿形成以及巨细胞。阳性指标中满足4个或以上且阴性指标中缺少2个或以上，可明确诊断。

七、其他肉芽肿性病变

其他肉芽肿性病变具体包括结节病、结核性乳腺炎、脂肪坏死、异物肉芽肿等。

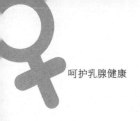

1.结节病。累及乳腺较少见，可为全身疾病的局部表现。肉芽肿结节内的细胞较单一，为上皮样组织细胞。无混合性炎性细胞浸润，亦无小脓肿形成。可有纤维素样坏死。

2.结核性乳腺炎。常有其他部位结核病史，特征性改变为伴干酪样坏死的肉芽肿性炎症。病变无沿乳腺小叶分布的特征。抗酸染色和病原学检查有助于明确诊断。

3.脂肪坏死。多发于局部有外伤史者。病变主要位于皮下，表现为混合性炎性细胞浸润，无沿小叶分布特征，可伴钙化。

4.异物肉芽肿。多数可见引起病变的异物，如角化物、手术缝线、脂质分泌物等。

参考文献

〔1〕 KESSLER E,WOLLOCH Y.Granulomatous mastitis:a lesion clinically simulating carcinoma[J].Am J Clin Pathol,1972,58（6）:642-646.

〔2〕 Bi J,Li Z,Lin X,et al.Etiology of granulomatous lobular mastitis based on metagenomic next-generation sequencing[J].Int J Infect Dis,2021,113:243-250.

〔3〕 ALTINTOPRAK F,KIVILCIM T,OZKAN O V.Aetiology of idiopathic granulomatous mastitis[J].World J Clin Cases,2014,2（12）:852-858.

〔4〕 ÖZŞEN M,TOLUNAY Ş,GÖKGÖZ M Ş.Granulomatous lobular mastitis:clinicopathologic presentation of 90 cases[J].Turk Patoloji Derg,2018,34（3）:215-219.

〔5〕 ZUSKA J J,CRILE G JR,AYRES W W.Fistulas of lactiferous ducts[J].Am J Surg,1951,81（3）:312-317.

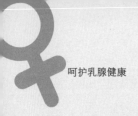

〔6〕 HABIF D V,PERZIN K H,LIPTON R,et al.Subareolar abscess associated with squamous metaplasia of lactiferous ducts[J].Am J Surg,1970,119（5）:523-526.

〔7〕 LESTER S C.Differential diagnosis of granulomatous mastitis[J].Breast J,2005,11（6）:534-535.

〔8〕 AL-KHAFFAF B,KNOX F,BUNDRED N J.Idiopathic granulomatous mastitis:a 25-year experience[J].J Am Coll Surg,2008,206（2）:269-273.

〔9〕 FURLONG A J,AL-NAKIB L,KNOX W F,et al.Periductal inflammation and cigarette smoke[J].J Am Coll Surg,1994,179（4）:417-420.

〔10〕 ALLEN S G,SOLIMAN A S,TOY K,et al.Chronic mastitis in Egypt and Morocco:differentiating between idiopathic granulomatous mastitis and IgG4-related disease[J].Breast J,2016,22（5）:501-509.

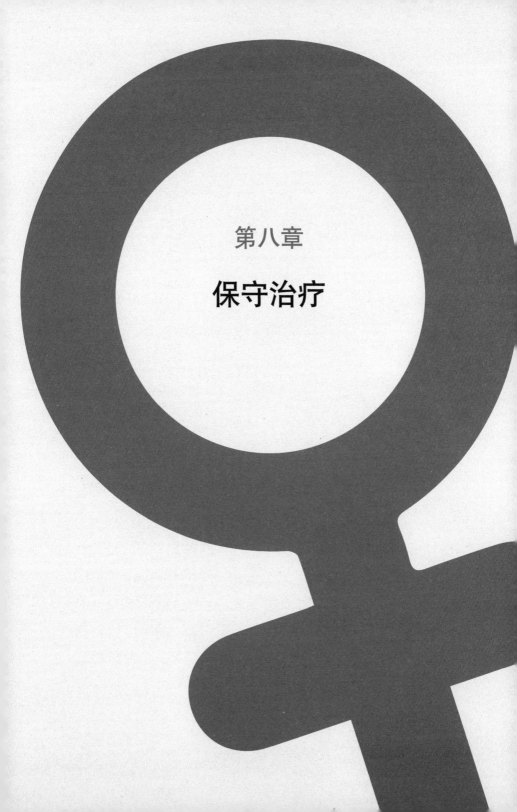

第八章

保守治疗

　　目前，对于肉芽肿性乳腺炎的最佳治疗方式仍未达成共识。综合考虑经济成本、美观问题等多方面因素，对于初次发病、病灶范围局限以及临床症状不明显的患者，可先行尝试保守治疗，如使用皮质类固醇、抗生素、免疫抑制剂，进行抗结核治疗，密切观察等。

　　使用皮质类固醇是肉芽肿性乳腺炎的传统治疗方法。1980年，DeHertogh等人首次推荐口服高剂量皮质类固醇（如每天服用2次强的松，每次服用30mg）治疗肉芽肿性乳腺炎。随后，多项研究表明，使用高

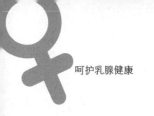

剂量皮质类固醇治疗可有效减轻炎症反应，缩小病灶累及范围。部分患者甚至可痊愈，且复发率很低。

然而，在高剂量激素治疗方案被证明有效的同时，依然不能忽视口服激素治疗方案所带来的一系列全身副作用，如体重增加、闭经、骨质疏松、股骨头坏死、库欣综合征等。

为了减少高剂量激素应用带来的负面影响，Freeman等人提出低剂量皮质类固醇激素治疗方案（如每天服用2次强的松，每次服用16mg），这也有很好的疗效。Karanlik的研究发现，应用低剂量甲泼尼松龙（每天0.5mg/kg）治疗肉芽肿性乳腺炎，63%的患者的病情在两个月后达到了完全缓解。

但是，也有研究指出，与低剂量激素治疗方案相比，高剂量激素治疗方案治疗肉芽肿性乳腺炎的成功率更高，复发率更低。

此外，肉芽肿性乳腺炎是一类慢性炎性疾病，为了控制疾病进展长期用药，难免带来全身副作用，导致治疗的局限性。因此，一些研究者提出了局部应用皮质类固醇的治疗方案。

Çetin的研究表明，皮质类固醇局部治疗（外用0.125%的泼尼松龙膏剂，每天2次）的疗效与全身治疗（口服强的松，每天0.8mg/kg）相似，但局部治疗导致全身副作用的比例明显更低，且可提高患者的依从性。

Altintoprak提出，局部使用类固醇（外用0.125%的泼尼松龙膏剂，每天2次）对于以皮肤变化为特征的患者有一定价值。

Angelika的研究提出，对于拒绝口服皮质类固醇且症状轻微的患者，局部应用0.5%的氢化可的松醋酸盐可能是一种治疗方法。

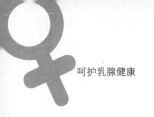
Osman提出病灶内类固醇注射联合局部类固醇给药的局部治疗方案，并指出类固醇注射及局部类固醇给药治疗肉芽肿性乳腺炎与全身使用类固醇治疗一样有效。

目前，皮质类固醇给药的最佳剂量和疗程尚未确定。在先前的研究中，每天0.5mg/kg～1mg/kg强的松是有效治疗量。基于此剂量的治疗疗程大多为2周。之后，应尽早减量直至最终停药。同时，在用药前应排除感染性病因和其他禁忌证。当观察到脓肿形成时，应在开始类固醇治疗前先进行脓肿引流和抗生素治疗。

此外，抗生素也可用于治疗肉芽肿性乳腺炎。多数情况下，不建议常规使用抗生素。由于该病临床表现的非特异性，大多数患者在治疗初期无任何细菌感染证据的情况下会接受抗生素治疗。实际上，肉芽肿性乳腺炎通常是一种无菌的炎症性疾病，除非合并继发感染，细菌培养一般为阴性，因此抗生素治疗通常无效。

囊性中性粒细胞性肉芽肿性乳腺炎（CNGM）属于肉芽肿性乳腺炎的一类，与棒状杆菌的感染有关。棒状杆菌是最常见的乳腺肉芽肿性疾病的致病菌。考虑到该菌属的特性，有学者推荐应用对这些细菌最有效的亲脂性抗生素进行治疗。

有学者建议使用克拉霉素（500mg，每天2次）或强力霉素（100mg，每天2次），且在无禁忌证的情况下首选克拉霉素。若病情恶化或无改善，应立即换用抗生素。若单用抗生素治疗仍不能改善疾病，可加用强的松（每天20mg～30mg，持续使用10～14天），之后根据临床反应调整剂量。

也有研究报道，皮质类固醇联合阿奇霉素是一种有效的治疗方案。在大多数情况下，推荐在患者出现感染迹象时使用，有脓肿和蜂窝组织炎迹象的患者更

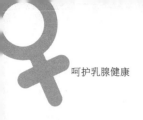

应如此。这种情况下，由于棒状杆菌感染的可能性较大，建议经验性使用抗生素进行初始治疗。

基于肉芽肿性乳腺炎是自身免疫疾病的认知，免疫抑制剂也有一定疗效，通常用于不能耐受皮质类固醇治疗的患者。常用的全身免疫抑制药物为甲氨蝶呤和硫唑嘌呤。有回顾性分析显示，甲氨蝶呤可有效抑制炎症，预防并发症，减少类固醇治疗所引发的副作用。

Emre等人在临床研究中推荐使用甲氨蝶呤作为皮质类固醇治疗的缩减剂，不宜使用甲氨蝶呤的患者可使用硫唑嘌呤。在患者无肝肾伴随疾病时，甲氨蝶呤的最低初始剂量为每周10mg，可以每周2.5mg～5mg的速度适当增加剂量。每周10mg～15mg的剂量对大多数患者有效。最高剂量可达每周25mg。在疾病缓解后，应首先减少类固醇剂量直至停药，甲氨蝶呤减药速度推荐每3个月减少2.5mg直至最低有效剂量（每周7.5mg）。基于此剂量持续缓解至少6个月的患者可考虑停药。若不能达到缓解，可增加给药剂量或更换免疫抑制剂，甚至使用其他治疗方案。

此外，有研究显示，部分肉芽肿性乳腺炎可能与结核分枝杆菌感染有关，因此抗结核治疗也被应用于肉芽肿性乳腺炎患者。Liu，Rao等人的研究发现，抗结核治疗方案可使患者痊愈，是一种有效的替代疗法。

据Farouk报道，在排除结核感染的前提下，30例口服利福平（300mg，每天2次，持续6～9个月）治疗肉芽肿性乳腺炎的患者均收获良好疗效，且无严重副作用报告，故推荐利福平作为单独用药选择。但也有研究观察到相反的结果，据Sheybani的研究，7例有完全或不完全抗结核治疗史的患者出现症状恶化，对药物无反应。因此，抗结核治疗方案的有效性有待进一步的临床研究。

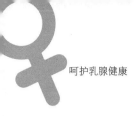

　　另有文献报道，部分肉芽肿性乳腺炎是一种自限性疾病，预后良好，密切观察是患者的治疗选择之一。有研究者观察到，高达75%的肉芽肿性乳腺炎患者在没有接受任何治疗的情况下获得完全缓解。观察治疗的优点在于不需要手术或任何药物治疗、经济成本低、患者的心理负担较轻，但目前尚无大规模的观察治疗研究。对于出现脓肿或大范围病变的患者，往往需要手术干预。与其他治疗方案相比，观察治疗的平均恢复时间最长。因此，观察治疗往往被建议用于症状轻微的早期患者。

　　总之，目前仍未出现针对肉芽肿性乳腺炎的公认的最佳治疗方案。在临床工作中，应根据患者的疾病进展情况，灵活选用治疗方案。对早期轻症患者，保守治疗能够一定程度上减轻患者的病痛和对于手术的恐惧，更可控制经济成本。但已有研究表明，单纯保守治疗的完全缓解（complete response，CR）率远低于手术治疗（使用或不使用类固醇），且保守治疗

达到CR的时间较长。此外，单纯保守治疗的复发率
（20.9%）高于手术治疗（6.8%）和口服类固醇联合
手术治疗（4.0%）。手术切除病灶无疑是达到CR最
直接、最有效的方法，可短期解除患者病痛，同时可
有效降低复发率。因此，应开展更深入、更大规模的
临床研究，制订针对肉芽肿性乳腺炎的系统性治疗方
案，在临床工作中尽可能平衡好治疗疾病和患者偏好
的关系。

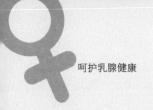
参考文献

〔1〕 DEHERTOGH D A,ROSSOF A H,HARRIS A A,et al.Prednisone management of granulomatous mastitis[J].N Engl J Med,1980,303(14):799-800.

〔2〕 WANG Y,SONG J,TU Y,et al.Minimally invasive comprehensive treatment for granulomatous lobular mastitis[J].BMC Surg,2020,20（1）:34.

〔3〕 FREEMAN C M,XIA B T,WILSON G C,et al.Idiopathic granulomatous mastitis:a diagnostic and therapeutic challenge[J].Am J Surg,2017,214(4):701–706.

〔4〕 KARANLIK H,OZGUR I,SIMSEK S.Can steroids plus surgery become a first-line treatment of idiopathic granulomatous mastitis?[J].Breast Care,2014,9(5):338-342.

〔5〕 MONTAZER M,DADASHZADEH M,MOOSAVI TOOMATARI S E.Comparison of the outcome of low-dose and high-dose corticosteroid in the treatment of idiopathic granulomatous mastitis[J].Asian Pac J Cancer Prev,2020,21（4）:993-996.

[6] ÇETIN K,SIKAR H E,GÖRET N E,et al.Comparison of topical,systemic,and combined therapy with steroidson idiopathic granulomatous mastitis:a prospective randomized study[J].World J Surg,2019,43（11）:2865-2873.

[7] ALTINTOPRAK F,KIVILCIM T,YALKIN O,et al.Topical steroids are effective in the treatment of idiopathic granulomatous mastitis[J].World J Surg,2015,39（11）:2718–2723.

[8] WOLFRUM A,KÜMMEL S,THEUERKAUF I,et al.Granulomatous mastitis:a therapeutic and diagnostic challenge[J].Breast Care,2018,13（6）:413-438.

[9] TOKTAS O,KONCA C,TRABULUS D C,et al.A novel first-line treatment alternative for noncomplicated idiopathic granulomatous mastitis:combined intralesional steroid injection with topical steroid

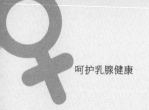

administration[J].Breast Care,2021,16（2）:181-187.

［10］SAKURAI K,FUJISAKI S,ENOMOTO K,et al.Evaluation of follow-up strategies for corticosteroid therapy of idiopathic granulomatous mastitis[J].Surg Today,2011,41（3）:333-337.

［11］MAHMODLOU R,DADKHAH N,ABBASI F,et al.Idiopathic granulomatous mastitis:dilemmas in diagnosis and treatment[J].Electron Physician,2017,9（9）:5375-5379.

［12］HOVANESSIAN LARSEN L J,PEYVANDI B,KLIPFEL N,et al.Granulomatous lobular mastitis:imaging,diagnosis,and treatment[J].AJR Am J Roentgenol,2009,193（2）:574–581.

［13］TROXELL M L,GORDON N T,DOGGETT J S,et al.Cystic neutrophilic granulomatous mastitis:association with gram-positive bacilli and corynebacterium[J].Am J Clin Pathol,2016,145（5）:635-445.

［14］WU J M,TURASHVILI G.Cystic neutrophilic

granulomatous mastitis:an update[J].J Clin
Pathol,2020,73（8）:445-453.

［15］ WILLIAMS M S,MCCLINTOCK A H,BOURASSA L,et
al.Treatment of granulomatous mastitis:is there a role for
antibiotics?[J].Eur J Breast Health,2021,17（3）:239-246.

［16］ SALEHI M,SALEHI M,KALBASI N,et al.Corticosteroid
and azithromycin in idiopathic granulomatous
mastitis[J].Adv Biomed Res,2017,6:8.

［17］ AKBULUT S,YILMAZ D,BAKIR S.Methotrexate in the
management of idiopathic granulomatous mastitis:review
of 108 published cases and report of four cases[J].
Breast J,2011,17（6）:661-668.

［18］ TEKGÖZ E,ÇOLAK S,ÇINAR M,et al.Treatment of
idiopathic granulomatous mastitis and factors related
with disease recurrence[J].Turk J Med Sci,2020,50
（5）:1380-1386.

［19］ TEKGÖZ E,ÇOLAK S,ÇINAR M,et al.Comment
on 'Treatment of idiopathic granulomatous mastitis

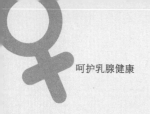

and factors related with disease recurrence'[J].Turk J Med Sci,2020,50（8）:2073-2074.

〔20〕LIU L,ZHOU F,ZHANG X,et al.Granulomatous lobular mastitis:antituberculous treatment and outcome in 22 patients[J].Breast Care,2018,13（5）:359-363.

〔21〕FAROUK O,ABDELKHALEK M,ABDALLAH A,et al.Rifampicin for idiopathic granulomatous lobular mastitis:a promising alternative for treatment[J].World J Surg,2017,41（5）:1313-1321.

〔22〕SHEYBANI F,SARVGHAD M,NADERI H R,et al.Treatment for and clinical characteristics of granulomatous mastitis[J].Obstet Gynecol,2015,125（4）:801–807.

〔23〕MAHLAB-GURI K,ASHER I,ALLWEIS T,et al.Granulomatous lobular mastitis[J].Isr Med Assoc J,2015,17（8）:476-480.

〔24〕LEI X,CHEN K,ZHU L,et al.Treatments for idiopathic granulomatous mastitis:systematic review and meta-analysis[J].Breastfeed Med,2017,12（7）:415-421.

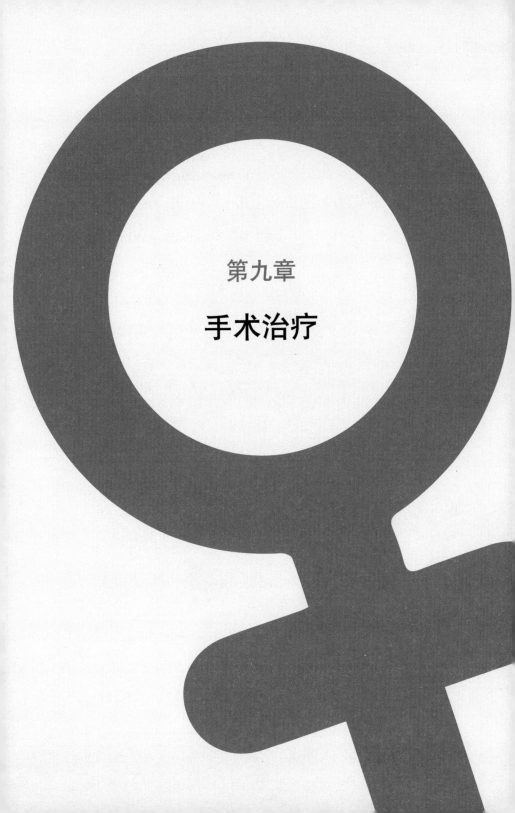

第九章

手术治疗

目前，针对肉芽肿性乳腺炎的最佳治疗策略尚未确定。通常，对于初次发病、症状较轻的患者，可选择保守治疗方案，如使用皮质类固醇、使用抗生素、进行抗结核治疗、使用免疫抑制剂等。但对于难治性、复发性患者而言，手术治疗是更好的选择。

现有的手术方法包括脓肿切开引流、单纯肿物切除、扩大肿物切除等。我们基于多年临床实践，总结肉芽肿性乳腺炎的系统性手术治疗经验如下。

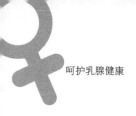

　　虽然肉芽肿性乳腺炎是良性疾病，但它不易治愈，且复发率高，是乳腺外科的治疗难题之一。手术方式的选择至关重要，若切除不彻底极易复发，而彻底清创后的巨大缺损又无法一期愈合并会严重影响乳房外形。若疾病反复发作，就诊、手术会大量耗费医疗资源和患者的精力。因此，应当综合考虑患者的疾病状况，制订手术策略。

　　对于进行初次治疗的脓肿溃疡患者，可根据需要进行脓肿切开引流；对于早期小病灶，可行单纯肿物切除术；对于部分保守治疗无效、切开引流或局部病灶切除后切口不愈合、反复发作的肉芽肿性乳腺炎，即难治性肉芽肿性乳腺炎，彻底的手术切除有较好的效果。

　　另外，导管瘘是一种特殊类型的病变，我们将在后面进行详细介绍。

　　由于不完全切除容易导致复发，因此可通过扩大切除的方式尽可能切净病灶，以达到更好的治疗效果。然而，肉芽肿性乳腺炎难治性阶段病灶累及范围广，切净病灶往往会导致巨大缺损创面，以致无法缝合，从而严重影响乳房外形，继而引起愈合、感染、血肿、影响美观等方面的问题。国外曾有人提出使用胸大肌折叠的方法或假体植入的方法填充缺损，但手术方法复杂，组织相容性差，并发症较多。

为了解决这些问题，我们创新性地提出了基于腺皮瓣（breast dermo-glandular flap，BDGF）技术的手术方法。与前述方法相比，腺皮瓣技术使用的自体组织，组织相容性好，血供丰富，具有填充缺损和促进愈合的双重作用。另外，腺皮瓣技术不需要特殊器械和异体移植物，手术成本低，建立规范后手术技术可重复性强，尤其适合在基层医院推广使用。

腺皮瓣技术是一项临床创新技术，它是利用乳

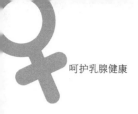

腺组织活动度好、血供丰富的特点，基于附加切口取得带蒂腺皮瓣（全层腺体、皮下脂肪、皮肤组织等），通过适当旋转和转移，从而达到填充缺损、外观塑形和一期愈合的目的。

难治性肉芽肿性乳腺炎彻底清创后往往会导致大量乳房组织缺失，引发供血不足、创面愈合困难，甚至乳房变形和畸形，而BDGF技术可重建乳腺组织。相比于使用额外非乳房组织瓣，BDGF技术所用皮瓣源自局部乳房组织，具有良好的血管蒂床，组织相容性好，从而使得这种手术具有技术复杂性低、安全性高、美容效果好的优势。

基于BDGF的手术技术包括病灶清除术和腺皮瓣转移术。在术中，首先彻底清除病灶，其次通过附加切口获取腺皮瓣，随后将腺皮瓣转移至缺损区域，最后进行腺皮瓣缝合塑形。

我们会根据病灶所在的位置进行手术设计和验

证，将所有的病灶分为4类，并针对不同类型的病灶提供术式指导方案。可选择的手术切口有月牙形切口、T形切口、梨形切口和蝶形切口4种，可以根据病变的位置以及范围进行选择。

其中，月牙形切口适用于乳晕下方或邻近的小病变（≤3cm），具体见下图。

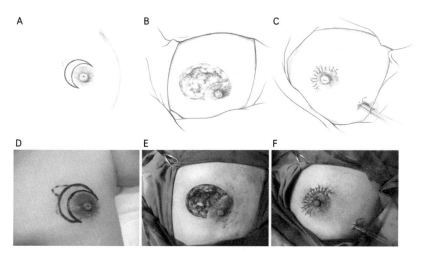

月牙形切口

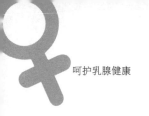

T形切口适用于月牙形切口无法闭合缺损，且病变范围不大于整个乳房三分之一的中等大小病变（见下图）。

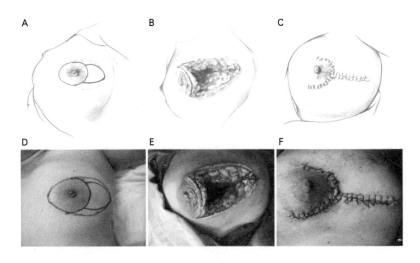

T形切口

梨形切口适用于大于整个乳房三分之一且没有向乳晕另一侧扩散的病灶（见下图）。

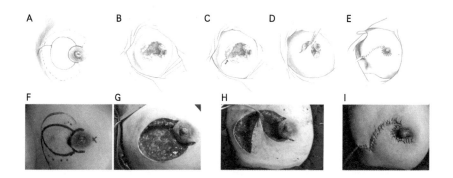

梨形切口

　　蝶形切口适用于向乳晕两侧延伸且总体积小于乳房一半的病灶（见下图）。

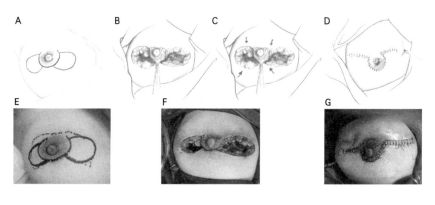

蝶形切口

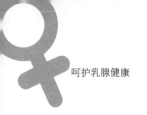

需要注意的是，病灶被彻底切干净后，在缝合前，需要通过以下4道程序来保证伤口快速愈合并避免复发。

1.先用30%的碘伏溶液冲洗两遍。

2.再用生理盐水冲洗一遍。

3.更换无菌巾，更换手套和手术器械。

4.炎性病灶腔置引流管。

对于所有患者，在进行皮肤切除时均应给予经验性预防性抗生素治疗。

并且，要对所有标本进行细菌培养，如细菌培养结果呈阳性，应继续使用抗生素3天。

BDGF技术的应用可有效增加手术成功率，减少并发症，改善乳房外观。

　　然而，在近年工作中，对于乳晕附近的较大病变，我们发现以下两个矛盾面。

　　要彻底切除病灶，术中必然需要尽可能大的手术视野。这就需要足够大的手术切口来提供良好的视野，但相应的结果是会导致较大的缺损和外形改变（如乳房畸形、乳头塌陷等），以及较大的瘢痕。这是患者不能接受的。

　　基于近些年的实践，我们研究和总结了一套保留真皮的BDGF手术模式。我们称之为"大切口、小瘢痕"术式。

　　具体如下述手绘图所示。

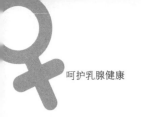

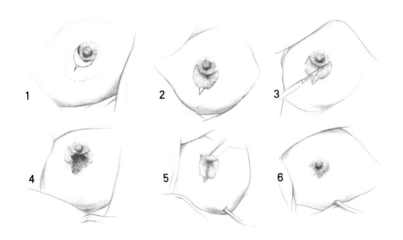

1.确定病灶范围（虚线所示），设计手术切口（实线所示）。

2.去除月牙形范围内的表皮，保留真皮。

3.做T形全层切口。全层切开月牙上缘，垂直切开保留真皮的腺皮瓣并一直切至月牙下缘以外。

4.获得足够大的手术视野，进行病灶清除。

5.在切除病灶后将保留真皮的腺皮瓣回填至乳头乳晕区域以下，缝合真皮皮瓣全层并固定于乳头乳晕之下。

6.根据需要摆好腺皮瓣的位置并进行塑形缝合。先缝合月牙区真皮，再缝合上下边缘，这样可以减少切口的张力。最后缝合放射状切口。需注意的是，操作中要仔细清理乳头乳晕区域内部组织，只保留乳头乳晕下方的真皮层。

此种"大切口、小瘢痕"手术方式，为外科医生提供了足够大的手术视野，将保留真皮的月牙形腺皮瓣填充至乳头乳晕下方有助于乳房保持较好的外形。这减少了乳头乳晕后的空隙，并为乳头提供了血供，从而可有效防止乳头乳晕区塌陷及坏死，保证乳房美观。同时，通过向乳头乳晕之下回填保留真皮的腺体瓣，使得术后瘢痕为缩小的环乳晕切口（月牙上下边缘）及月牙外缩短的放射状切口。这减少了切口，减小了瘢痕，并减少了伤口发生积液的机会。下图为手术实例照片。

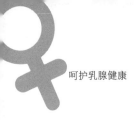

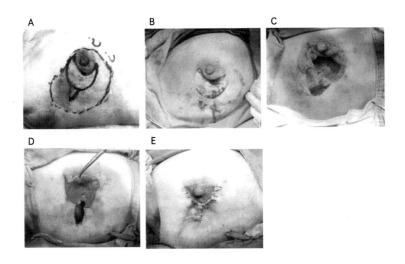

　　另外，对于病变特别严重和范围很大的患者，我们视为极其严重病变。我们建议，此类病例的处理原则如下。

　　1.先行局部引流、清创等，使病变变小，再进行手术。

　　2.全麻切净所有病灶，尽量将正常皮肤保留。

　　3.创建腺皮瓣，进行塑形缝合。

以下为一些极其严重病变的手术示例。基于4000多例患者的治疗经验来看，我们认为本方案基本可以避免全乳切除。

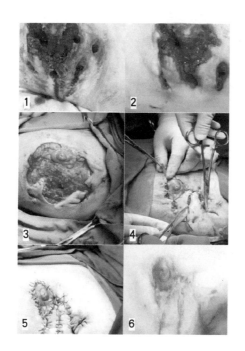

病例1：①②病变严重的创面。③将病变彻底切除。④将残余皮瓣对合重建。⑤整形后外观。⑥术后3个月。

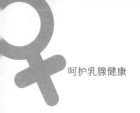
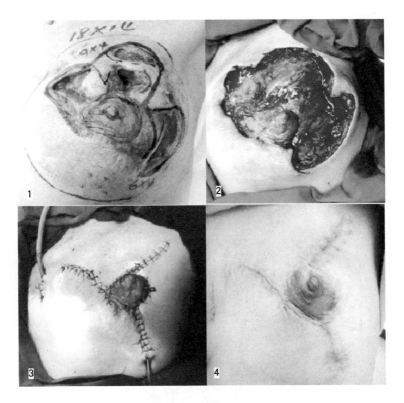

病例2：①术前大面积创面。②将病变彻底切除。③将残余皮瓣对合重建。④术后4个月。

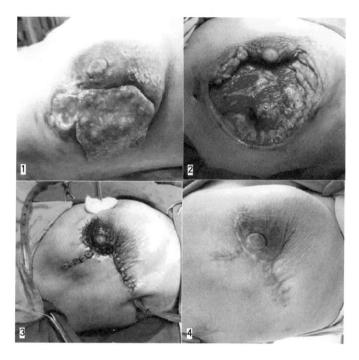

　　病例3：①术前大面积创面。②将病变彻底切除。③将残余皮瓣对合重建。④术后4个月。

　　总之，对于肉芽肿性乳腺炎患者，我们应该选择合适的介入时机和手术方式，有效降低疾病复发率，达到满意的美容效果，从而获得良好疗效，提高患者生活质量，减轻公共卫生保健系统的负担。

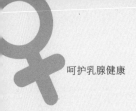

参考文献

〔1〕 BENSON J R,DUMITRU D.Idiopathic granulomatous mastitis:presentation,investigation and management[J]. Future Oncol,2016,12（11）:1381-94.

〔2〕 FREEMAN C M,XIA B T,WILSON G C,et al.Idiopathic granulomatous mastitis:a diagnostic and therapeutic challenge[J].Am J Surg,2017,214（4）:701-706.

〔3〕 SHEYBANI F,SARVGHAD M,NADERI H R,et al.Treatment for and clinical characteristics of granulomatous mastitis[J].Obstet Gynecol,2015,125（4）:801–807.

〔4〕 UYSAL E,SORAN A,SEZGIN E,et al.Factors related to recurrence of idiopathic granulomatous mastitis:what do we learn from a multicentre study?[J].ANZ J Surg,2018,88（6）:635-639.

〔5〕 PEREIRA F A,MUDGIL A V,MACIAS E S,et al.Idiopathic granulomatous lobular mastitis[J].Int J Dermatol,2012,51（2）:142-151.

〔6〕 LI S,GRANT C S,DEGNIM A,et al.Surgical management of recurrent subareolar breast abscesses:Mayo Clinic experience[J].Am J Surg,2006,192（4）:528.

〔7〕 HANAVADI S,PEREIRA G,MANSEL R E.How mammillary fistulas should be managed[J].Breast J,2005,11（4）:254-256.

〔8〕 LOW N,BARRY P A.Pectoralis major interposition flap:a new technique for treatment of severe peri-ductal mastitis[J].Breast,2009,18（2）:115.

〔9〕 ZHANG X,LIN Y,SUN Q,et al.Dermo-glandular flap for treatment of recurrent periductal mastitis[J].J Surg Res,2015,193（2）:738-744.

〔10〕 ZHANG X,LI Y,ZHOU Y,et al.A systematic surgical approach for the treatment of idiopathic granulomatous mastitis:a case series[J].Gland

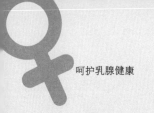

Surg,2020,9（2）:261-270.

［11］KIYAK G,DUMLU E G,KILINC I,et al.Management of idiopathic granulomatous mastitis:dilemmas in diagnosis and treatment[J].BMC Surg,2014,14:66.

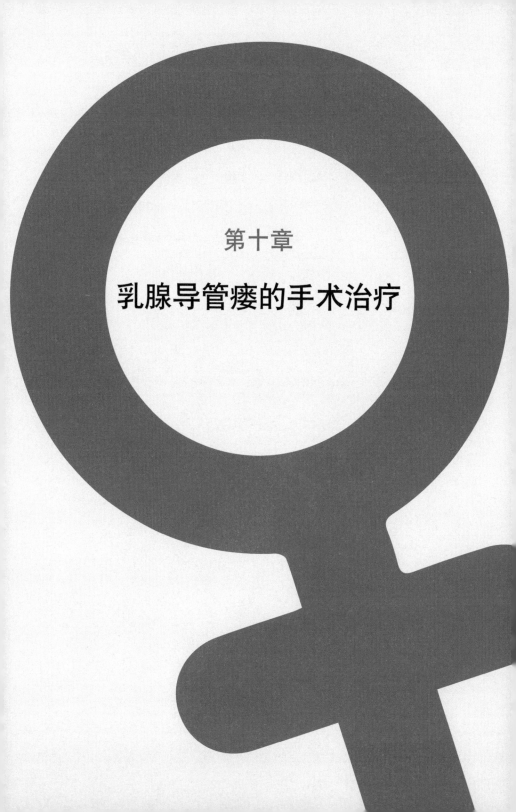

第十章

乳腺导管瘘的手术治疗

　　乳腺导管瘘是一种特殊类型的非哺乳期乳腺炎的表现形式，因很多基层医生对此病缺乏了解，特单独予以讨论。1951年，Zuska首先报告此病。1953年，Atkins首次称之为乳腺导管瘘。它是原发于乳晕或乳晕附近的化脓性病变，多发于30～40岁青壮年妇女，病程为数月甚至数年。

　　由于诊治思路和治疗手段仍存在认识不足，手术方法不合乎科学原则，临床医疗失败率依然很高，常常出现多次手术失败的案例。

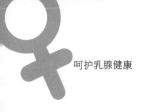

一、病因及发病机制

细菌侵入乳腺导管并大量繁殖是此病的起始因素。乳管内分泌物排出受阻被认为是易患因素。先天性乳头内陷或其他病因可导致鳞状上皮从导管口纵深延伸，甚至覆盖于导管内壁。其角化鳞屑及脂质分泌物可阻塞导管，导致分泌物局部聚集甚至从导管壁外溢，引发导管周围的炎症反应。部分可合并细菌逆行感染。

40多年来，瘘管和窦道一直被认为是慢性乳晕周围感染的特征性病变。患者常以急性乳晕周围感染起病，而后发生炎症反应以及排出不畅，继发乳晕旁脓肿甚至乳晕附近皮肤破溃，或需人为引流。若脓肿与某个大导管相通，可穿透皮肤形成瘘道和外口。瘘道和外口可以间断愈合，但由于内部炎症病变没有清除，炎性物质及分泌物不断堆积，最终会导致反复破溃、流脓。这一过程可反复发生多年。了解以上乳腺导管瘘的发生机理，对于选择正确治疗方案非常重要。最初的治疗不充分是导致乳腺导管瘘迁延不愈的主要原因。

乳腺导管瘘的组织形态学比较复杂。从解剖上来看，乳腺导管瘘的外口可发生在乳晕附近的任何部位，内口通向一个大的乳管。导管内壁有鳞状上皮化生，是导致分泌物排出受阻、感染持续存在的主因。

二、临床表现

乳腺导管瘘多发生于30~40岁青壮年妇女，与妊娠和哺乳无关，老年妇女少见。

乳腺导管瘘多为单侧，但双侧同时发生或先后发生者并不少见。典型表现是乳晕周围脓肿。脓肿经切

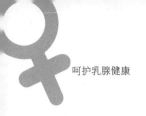

开引流或自发破溃后可形成瘘管，挤压可见脓性分泌物从乳晕旁瘘道口流出。部分病例乳头也可见脓性分泌物。其外口可暂时愈合。由于内壁为鳞状上皮，若形成不可愈合的窦道，内部可有牙膏样分泌物产生，此可以成为下次发作的物质基础。因此，此病容易反复发作，且迁延不愈。也有男性得乳腺导管瘘的报道。

病程长短不一，短则几个月，长则十几年。甚至有病程长达20年及以上的病例，一般主要由于治疗不当所致。在临床上，有相当多的病人伴同侧乳头中心下陷，这占全部病例的50%。这是该病反复发作的原因所在，也是手术需要解决的问题之一。

三、诊断和鉴别诊断

对于青壮年妇女，若乳晕周围反复发生炎症，结合临床所见，乳腺导管瘘的诊断并不困难。

需要和乳腺导管瘘相鉴别的疾病主要有结核病和乳腺癌。乳腺结核也可以表现为经久不愈的慢性炎性窦道，但实际上乳腺结核目前极为罕见。乳腺癌即使在晚期也很少有慢性窦道形成，并且多存在乳腺肿块。

四、治疗

手术是乳腺导管瘘的首选治疗方法。常用的手术方法包括瘘管切开、扩大引流或搔刮、完整切除瘘管及周围炎性肉芽组织。

经过多年临床实践，笔者团队认为瘘管切开、引流以及搔刮术对于病灶的去除不够彻底，且容易导致复发。我们建议使用探针进行充分探查，完整切除窦道、外口以及炎性组织，并向乳头侧探查。如果瘘道和炎性病变累及乳头，须同时行乳头切开和炎症组织清除，并进行乳头塑形。完整切除窦道，充分引流，

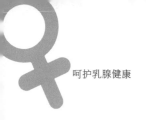

以及通过劈开累及的乳头清除病灶，是防止复发的关键。

具体手术方法见下图。

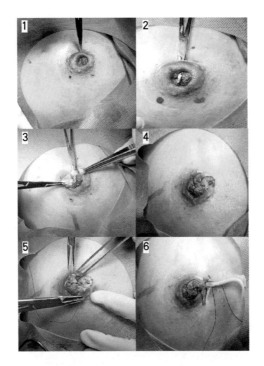

①②找到外口并用探针穿过外口。③做乳晕切口，围绕瘘管顺探针将瘘管一并切除。④止血。⑤⑥乳头塑形缝合（置引流条）。

参考文献

〔1〕 ZUSKA J J,CRILE G JR,AYRES W W.Fistulas of lactifierous ducts[J].Am J Surg,1951,81（3）:312-317.

〔2〕 ATKINS H J.Mammillary fistula[J].Br Med J,1955,2（4954）:1473-1474.

〔3〕 黄汉源.浆细胞性乳腺炎外科治疗进展:整形外科技术的应用[J].中华乳腺病杂志（电子版），2013,7（3）:52-54.

〔4〕 黄汉源，孙强，王学晶，等.100例非哺乳期乳腺炎的外科治疗[J].中华乳腺病杂志（电子版），2013,7（3）:40-43.

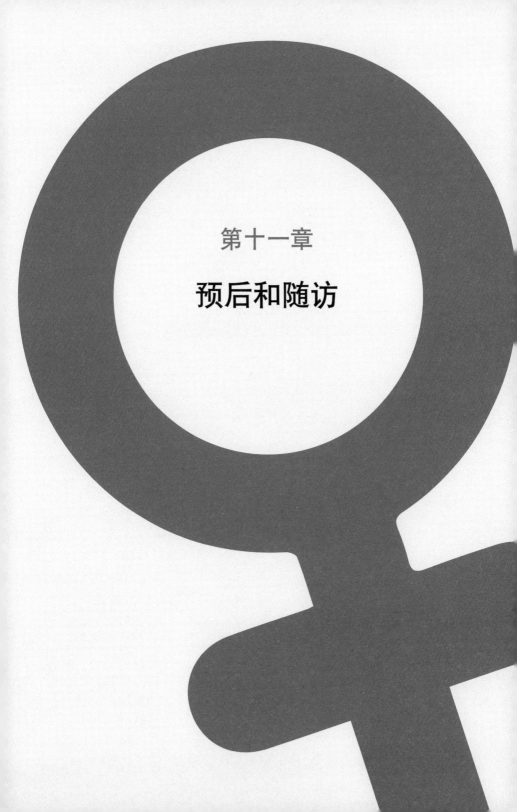

第十一章

预后和随访

目前为止，肉芽肿性乳腺炎的病因仍未明确，疾病相关管理方案也未达成共识。虽然它是良性疾病，但不科学的治疗会导致疾病反复发作，患者需要反复就医。这都会严重影响患者的生活质量。

我们的工作把复发风险降到5%以下，极大改善了该病的预后。我们倾向患者治疗后前2年每3～6个月随访1次，之后每年复查1次。

部分难治性肉芽肿性乳腺炎反复迁延的病情可给患者生理、心理造成双重负担。反复就诊和手术治疗

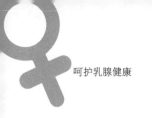

会耗费大量医疗资源，更会影响患者工作和生活，甚至危及家庭和社会稳定。本书总结了笔者手术团队关于肉芽肿性乳腺炎的治疗经验，希望对于提高患者和医生对该病的认识以及诊疗水平有所帮助。

未来，随着临床工作的进一步开展，我们希望与更多医务工作者一道探索该病的综合诊疗策略，以指导广大临床医生对肉芽肿性乳腺炎患者进行科学管理。

参考文献

〔1〕 AZLINA A F,ARIZA Z,ARNI T,et al.Chronic granulomatous mastitis:diagnostic and therapeutic considerations[J].World J Surg,2003,27（5）:515-518.

〔2〕 BASLAIM M M,KHAYAT H A,AL-AMOUDI S A.Idiopathic granulomatous mastitis:a heterogeneous disease with variable clinical presentation[J].World J Surg,2007,31（8）:1677-1681.

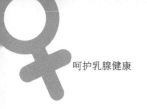

附录一

浆细胞性乳腺炎外科治疗进展：
整形外科技术的应用

黄汉源

浆细胞性乳腺炎是目前对发生于非哺乳期中青年妇女的一类乳腺炎性病变的统称。实际上，浆细胞性乳腺炎包括3种不同的病症。

第1种是导管周围乳腺炎（periductal mastitis，PDM）。其临床最终表现是乳腺导管瘘，具体表现为乳晕及其周围组织有炎症且反复发作、乳头中心下陷、乳腺无明显包块、乳头可挤出脂质状液体、乳头旁或乳晕旁有炎性窦道口等，病程可迁延数年乃至

10余年。

第2种是乳腺导管扩张症（mammary duct ectasia，MDE）。扩张的大导管内充满脂质物，且呈粉刺状，因此此病又被称为粉刺性乳腺炎（comedomastitis）。病变呈大肿块，其间常有多发性小脓肿及充满油脂状液态物的导管。1996年，Dixon等认为管周性乳腺炎和导管扩张症是由不同原因引起的两种不同病症，笔者认同这种看法。

第3种是特发性肉芽肿性乳腺炎（idiopathic granulomatous mastitis，IGM）。它于1972年由Kessler和Wolloch报道，是一种罕见的疾病，临床特征为以小叶为中心的肉芽肿性病变，肿块大，常有无数破溃的窦道口和溃疡面，并夹杂多发小脓肿。

以上3种病变皆有大量浆细胞浸润，故临床上习惯将其统称为浆细胞性乳腺炎。浆细胞性乳腺炎是乳腺外科一大难题，保守治疗效果不佳，手术是主要的

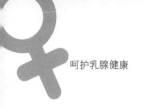

治疗手段，但难度很大。

实际上，上述3种病症中，乳腺导管瘘手术治疗较简单，效果也很好，但许多外科医生未能彻底认识其特点，致使手术失败，患者病程迁延多年。一旦医生了解其病理特点，手术非常简单，疗效甚佳。

针对MDE和IGM的手术难度极大，且效果往往不理想，复发率高。近年来，手术治疗取得了很大进展，疗效也有明显提高。尤其是整形外科技术的应用，使得许多因病变广泛而原本需要做全乳房切除的患者得以保留乳房，大大降低了手术致残率。

本文回顾了国内外相关文献，对浆细胞性乳腺炎的治疗方法进行了分析与总结。

具体见下文。

1. 浆细胞性乳腺炎保守治疗回顾

1.1 抗菌素的应用

抗生素（包括广谱抗生素）治疗浆细胞性乳腺炎常常是无效的，尤其对MDE和IGM而言。

1.2 抗结核药物的应用

有文献报道，用抗结核药物异烟肼、利福平、乙胺丁醇联合醋酸泼尼松龙治疗浆细胞性乳腺炎，取得一定效果，但疗程较长，患者有一定不良反应。其中，大部分患者还得接受手术治疗。

1.3 免疫抑制剂的应用

有文献报道，用甲氨蝶呤或皮质激素治疗也有一定效果，但多在探索阶段，尚无成功的大组病例报告。

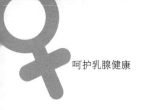

1.4 中药的应用

应用中药也有较好疗效，但常需配合外科手术。

2. 传统外科治疗的效果及存在的问题

2.1 切开引流术

浆细胞性乳腺炎的脓肿常为多发性小脓肿，切开引流效果不佳，通常是某处切开后别处又有小脓肿出现。然而，切开引流可为彻底手术治疗做准备。将较大的脓肿切开引流，可使病情得以缓解，局部消肿，从而可为大面积切除病灶提供良好的解剖条件。

2.2 局部病灶根治性大面积切除的效果及存在的问题

大面积切除常在切口周边有小病灶遗漏，从而造成术后病情复发。这就是一般学者认为浆细胞性乳腺炎治疗后易复发的原因。另外，大面积切除病灶后留下的创面，用一般手术技术常常难以缝合。这就需要临床医师探索新的手术技术去修复手术后留下的大创面。

3. 外科治疗技术进展：整形外科技术的应用

整形外科技术可以从两个方面解决浆细胞性乳腺炎外科治疗中存在的问题。第一，整形技术可以使手术后大创面得以顺利修复。第二，整形技术可以使患者的乳房获得较好的美容效果。国外有文献报道，用乳腺全切除联合一期乳房再造术治疗浆细胞性乳腺炎，但到目前为止，病例数还较少。这种手术范围很大，不易广泛应用。应用整形外科技术治疗浆细胞性乳腺炎能收获较好效果，但应注意以下问题。

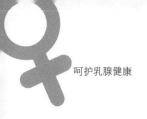

3.1 环乳晕切口加放射切口的应用

乳头乳晕的保留是乳腺外科各种手术的重中之重。乳头乳晕一旦遭受损毁，修复将非常困难。当乳晕旁或乳晕下有脓肿形成需做引流术时，采用环乳晕切口可以确保乳头乳晕不受损。引流后乳晕皮肤完整保存，可为二期手术提供好的解剖基础。浆细胞性乳腺炎病变几乎都会侵及乳晕后的大导管区，手术中必须切除乳晕后的病变组织。因此，采用"U"形切口辅以环乳晕切口可使手术更易进行，缝合后美容效果更佳。另外，许多浆细胞性乳腺炎病例合并严重乳头下陷，术中需要矫正下陷乳头，环乳晕切口可使矫正手术更易完成。

3.2 皮瓣转移技术的应用

3.2.1 背景。皮瓣转移术在整形外科、矫形外科中常用于修复创面，修复器官缺损部位，如耳、鼻等器官的缺损。将皮瓣转移技术应用于浆细胞性乳腺炎的治疗，可使许多病变严重本不能保留乳房的患者得以免除乳房切除术。

3.2.2 皮瓣转移术用于治疗浆细胞性乳腺炎的可行性分析。（1）浆细胞性乳腺炎病变常很广泛，切除病灶后创面很大，很难直接对合缝合。（2）乳腺血运丰富，组织松软，皮下组织厚，转移的皮瓣易于成活。并且，残存的乳腺组织相对松软、易于转移，用于修复乳房缺损的大创面可获得很好的美容效果。（3）浆细胞性乳腺炎病灶中的脓液培养大部分为阴性，手术后发生感染的概率较小，手术切口一期愈合率较高。

3.2.3 皮瓣转移的方式。应根据病灶切除后留下的创面的大小和位置，确定采用何种皮瓣。有一点需注意，由于乳腺外侧的皮肤相对更松软、利于转移，因此在可能的情况下最好做外侧皮瓣转移。

皮瓣的选择具体可分为以下几种情况。（1）单

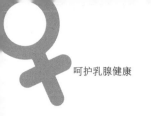

皮瓣。适用于一侧皮瓣足以覆盖创面的情况。（2）双皮瓣。创面大，一侧皮瓣不能覆盖整个创面时，须在对侧再做一个皮瓣。（3）原位皮瓣。适用于病变范围广，但表面皮肤完好的患者。具体手术方式是，保留病灶表面皮肤，清除病灶后将皮瓣覆盖于创面（故称原位皮瓣）。

3.2.4 保证皮瓣血运的基本要求。（1）皮瓣长度与基底宽度的比例很重要，一般要求皮瓣长度不能大于基底宽度的3倍。（2）皮瓣尖角不能小于60°。

3.2.5 保证伤口愈合的措施。多数浆细胞性乳腺炎病灶污染相当严重，切除病灶后需要彻底清洗创面。笔者的经验是用30%的碘伏溶液清洗伤口，放置引流管负压吸引3～5天，至少2周后才能拆除缝线。

3.3 全乳腺腺体皮下切除和乳房再造问题

浆细胞性乳腺炎病情非常复杂，炎症常侵及全乳房。最严重的情况是，整个乳房没有一点儿正常腺体，全是小脓肿和多发肉芽肿，这些构成一个大肿块。这时，需手术切除全部病灶。

对于炎症侵及整个乳房、残留正常腺体极少、乳房表面皮肤无太大损毁、没有大溃疡面、没有多发窦道口、没有皮下脓肿的患者，可以实施保留乳头乳晕的皮下腺体全切术。这种手术的结果是病灶被彻底切除，乳房外观比单纯乳房切除留下的横行切口瘢痕外观好，为二期乳房再造手术提供了较佳的解剖基础，可使乳房再造手术简单化，有利于收获更好的美容效果。

对于患侧乳房表面有多处瘘口、溃疡面大并伴严重感染的患者，应考虑做单纯乳房切除。这种手术破坏性较强，对年轻患者需慎重选择，非不得已勿施之。对于这种情况下的再造手术，有学者主张采用一期即刻再造术。一般还是择期再造较稳妥。此外，

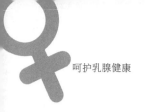
应尽可能保留乳头乳晕，要做到这一点，腔镜的应用不失为上策。

4. 结语

纵观国内外文献报道，浆细胞性乳腺炎被一致认为是相当难治之病症，是乳腺外科亟待攻克的难题。许多外科同行做了大量工作。有文献报道，本病复发率达30%甚至以上。手术方法多年来一直是局部切除或区段切除，把整形技术用于治疗浆细胞性乳腺炎的文献报道极少。Hladik等采用整形技术对3例全乳腺切除的患者行腹壁下动脉穿支皮瓣一期乳房再造术，并称之为非寻常途径，国内文献也有类似报道，但总的病例数仍太少。之所以出现这样的局面，笔者认为主要是因为治疗浆细胞性乳腺炎的医师多为普通外科医师，对整形技术不熟悉，而整形外科医师很少接触这样的患者，至于患者更是很少想到要去看整形外科。因此，笔者提倡乳腺外科医师在治疗浆细胞性乳腺炎时应与整形外科医师合作，这样会明显改善浆细胞性乳腺炎的治疗效果。

参考文献

〔1〕 DIXON J M,RAVISEKAR O,CHETTY U,et al.Periductal mastitis and duct ectasia:different condition with different aetiologies [J].Br J Sug,1996,83（6）:820-822.

〔2〕 KESSLER E,WOLLOCH Y. Granulomatous mastitis:a lesion clinically simulating carcinoma [J].Am J Clin Pathol,1972,58（6）:642-646.

〔3〕 PATEL R A,STRICKLAND P,SANKARA I R,et al.Idiopathic granulomatous mastitis:case

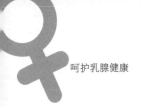

reports and review of literature[J].J Gen Intern Med,2010,25（3）:270-273.

〔4〕AKBULUT S,YILMAZ D,BAKIR S.Methotrexate in the management of idiopathic granulomatous mastitis:review of 108 published cases and report of four cases[J].Breast J,2011,17（6）:661-668.

〔5〕YAU F M,MACADAM S A,KUUSK U,et al.The surgical management of granulomatous mastitis[J].Ann Plast Surg,2010,64（1）:9-16.

〔6〕HLADIK M,SCHOELLER T,ENSAT F,et al.Idiopathic granulomatous mastitis:successful treatment by mastectomy and immediate breast reconstruction[J].J Plast Reconstr Aesthet Surg,2011,64（12）:1604-1607.

〔7〕薛明兴,叶春梅,黄自明,等.复杂性浆细胞性乳腺

炎的手术治疗（附48例分析）[J].临床外科杂志,2008,16（4）:282-283.

〔8〕孔凡立,孙素红,曾峰,等.浆细胞性乳腺炎27例治疗体会[J/CD].中华普通外科学文献（电子版）,2010,4（6）:573-574.

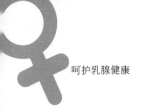

附录二

100例非哺乳期乳腺炎的外科治疗

黄汉源　孙强　王学晶　黄鸥　孙磊

宋庆珍　史鲁云　高国伟

[摘要]

目的：探讨并总结非哺乳期乳腺炎的外科手术方法。

方法：回顾性分析2011年10月至2012年10月在北京天宜乳腺医院和北京朝阳区妇幼保健院接受手术治疗的100例非哺乳期乳腺炎患者的临床资料，并结合文献进行讨论。

结果：本组100例患者经手术治疗均获临床治

愈，其中12例行瘘管切除术，40例行病灶区段切除术，47例行病灶切除及"随意皮瓣"转移术，1例行单纯乳房切除术。全组病例随访1个月至1年，中位随访时间为6.5个月。复发2例（2%），经2次手术切除复发病灶后皆愈合良好。

结论：手术是治疗非哺乳期乳腺炎的有效手段。手术的关键在于彻底清除炎性病灶。术中应用"随意皮瓣"转移技术能够达到较好的美容效果。可见，这是一种可以试用于治疗非哺乳期乳腺炎的技术。

[**关键词**] 乳腺炎、外科手术

非哺乳期乳腺炎是区别于哺乳期急性乳腺炎的一类特殊的慢性乳腺炎性疾病。其病理特征性改变为病灶部位可见大量浆细胞浸润，故临床上常称之为浆细胞性乳腺炎（plasma cell mastitis）。这种慢性炎症病因不明且通常没有红、肿、热、痛等急性炎症表现。

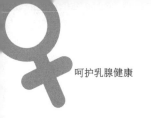
　　临床上如果按照处理一般炎症的方法处理，如抗菌药物的应用、局部手术切开引流等，常难以取得满意效果，病程往往迁延不愈。

　　本病的治疗是目前乳腺外科的一大难题。笔者团队对100例非哺乳期乳腺炎患者施行了外科手术，取得了满意效果。现报告如下。

1. 资料和方法

1.1 一般资料

　　本文资料基本来自2011年10月至2012年10月在北京天宜乳腺医院和北京朝阳区妇幼保健院接受手术的100例非哺乳期乳腺炎患者的临床及随访资料。

　　患者均经病理检查证实为非哺乳期乳腺炎患者。发病年龄为20～55岁，中位年龄为33岁。其中2例为男性，皆为导管瘘病例。

在本组患者中，年龄为20～30岁者27例，31～40岁者64例，41～50岁者8例，大于50岁者1例；病程（从发病至到医院就诊的时间）<1个月者15例（15%），1～3个月者38例（38%），4～6个月者26例（26%），7～12个月者9例（9%），12个月以上者12例（12%）；乳腺导管瘘（mammary duct fistula）14例，乳腺导管扩张症（mammary duct ectasia）18例，特发性肉芽肿性小叶性乳腺炎68例。

1.2 临床表现

1.2.1 乳腺导管瘘。此类患者典型表现为乳晕下及乳晕周围脓肿形成。脓肿自行破溃或外科切开引流后形成慢性瘘管。瘘口可暂时愈合，但是一段时间后瘘管内容物堆积会导致炎症再次发作。乳腺内无明显包块，乳晕及周围区域可见反复出现的瘘口。

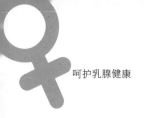

1.2.2 乳腺导管扩张症。临床上典型表现为乳腺组织内边界欠清晰的肿块。肿块内为多发的大小不等的脓肿。扩张的导管内充满脂质样内容物。晚期窦道形成，破溃后会形成瘘口且经久不愈。

1.2.3 特发性肉芽肿性小叶性乳腺炎。临床表现为乳房反复出现脓肿、肿块，并伴有窦道形成。病理显示病变以小叶为中心呈多灶性分布，小叶内可见多种炎细胞浸润。乳腺内有大量小脓肿形成，并伴大量肉芽肿。

本组患者中，10例（10%）出现发热，3例（3%）体温＞38℃，3例（3%）白细胞总数升高，17例（17%）HB降低。

1.3 诊断及鉴别诊断

本组患者的诊断均结合了典型病史、体检及影像学检查。（1）以乳腺肿块为首发症状，肿块增大迅速。（2）多数没有急性炎症症状。（3）按照一般炎症处理（如切开引流、应用抗生素等）难以见效，肿块及瘘口破溃会反复发作。（4）超声检查常可见多发脓腔及窦道。

本病有时需与乳腺肿瘤相鉴别，尤其是以乳腺肿块为主要表现、皮肤完整，或有窦道形成以及皮肤破溃的患者。多数患者可根据病史诊断。MRI扫描有助于此病与恶性肿瘤相鉴别，恶性肿瘤多为实性包块且MRI 图像常可见内部有穿支血管。

1.4 治疗

外科手术是治疗非哺乳期乳腺炎最有效的手段，包括脓肿切开引流、瘘管切除、病灶清除等。根据本组患者的具体情况，选择了相应的手术方式。

1.4.1 切开引流。适用于有较大脓肿形成的患者。切开引流不能彻底根治本病，但是可为一期手术

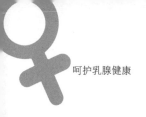

以及二期彻底清除病灶创造条件。笔者的经验是，当脓肿位置相对较浅、较大、合并急性细菌感染，或已出现皮肤破溃时，应先行切开引流，待肿块缩小、局部情况改善后再做彻底清创手术，可获得较佳效果。

1. 4. 2 瘘管切除。适用于确诊乳腺导管瘘者。此类患者多无较大的乳腺肿块和脓肿，但是可根据体表触诊或影像学检查明确瘘管位置及走行。此时应彻底切除瘘管，关键步骤在于务必根据瘘管走行将乳头劈开，清除乳头内病灶。这样方可取得较好疗效，减少复发。

1. 4. 3 肿块切除（病灶清除术）。适用于有明显乳腺肿块及脓肿切开引流后病灶较为局限的患者。手术成功的关键是彻底切除病灶。

手术方法有两种。第1种是乳腺区段切除术。切缘可对合者，将切口呈"T"字形缝合。此种术式适合病灶小于1/ 3 乳腺体积或不超过一个象限者。第2种术式是彻底切除病灶联合"随意皮瓣"转移术，

适合病灶超过1/3乳腺体积，特别是超过1/2乳腺体积
者。这类患者的病灶被彻底清除后，腺体及皮肤缺损
均很大，切缘无法对合。此时应行"随意皮瓣"转
移，填补残腔，消灭创口，从而达到既彻底清除病灶
又使乳房具有较好外形的目的。

2. 结果

在本组患者中，仅1例因病灶累及全乳行单纯乳
房切除术（保留乳头乳晕），12例行瘘管切除手术，
40例行乳腺区段切除术，47例行病灶彻底切除联合
"随意皮瓣"转移术。

本组有仅行单纯切开引流术的患者。12 例行瘘
管切除的患者的切口没有缝合，换药2～3周后伤口
完全愈合。在接受区段切除一期缝合（"T"字形切
口）者和区段切除联合"随意皮瓣"转移者中，有5

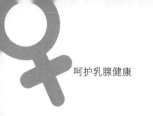

例切口处发生线头反应或脂肪坏死，经清创换药后均二期愈合，其余病例全部一期愈合。31例取脓液行细菌培养，10例培养出细菌。

本组患者一期愈合率为 95%（95/100）。全组病例的随访时间为1个月至1年，中位随访时间为6.5个月。其中2例（2%）有复发，经2次手术切除复发病灶后皆愈合良好。

3. 讨论

非哺乳期乳腺炎是一种慢性良性炎性病变，是目前乳腺外科的难题之一。本病的病因及发病机制尚不清楚，常规治疗方法效果不佳，目前尚无统一有效的治疗方案。多数学者认为本病与患者自身免疫相关。按照一般炎症行常规治疗（包括广谱抗生素的应用）均收效甚微，其他药物（如抗结核药物、激素、免疫抑制剂等）治疗尚处于探索阶段。中医中药治疗对部分病例有一定效果，但是一般治疗周期较长，病情较重者仍需手术治疗。

非哺乳期乳腺炎不具有一般急性炎症的临床表现。患者常以乳腺肿块发病，多数患者肿块增大迅速，并会出现轻微疼痛，此后会出现皮肤破溃及瘘口。脓液流出后，肿块可自行缩小，瘘口可自行愈合，但易复发。在整个病程，患者一般无发热或仅有低热。本组患者有31例取脓液做细菌培养，仅10例培养出细菌，结果与文献报道类似。

本病治疗手段包括药物治疗和手术治疗。就目前的实际效果而言，手术仍是最为有效的治疗手段。但是，手术治疗仍存在很多难题。

首先，浆细胞性乳腺炎病变常较为广泛，病灶往往累及至少一个象限，甚至1/3～1/2个乳房。目前常用的手术方式存在不足。切开引流术可缓解病情，为

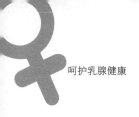

二期手术创造合适的手术条件，但是很少能直接治愈疾病。瘘管切除术适用范围较窄，如果瘘管切除不彻底或乳头内病灶未彻底清除，病灶极易复发。小范围的病灶清除，常因清除不彻底造成切口愈合困难及术后复发。

其次，虽然大范围的病灶切除可以较为彻底地清除病灶，但手术会留下巨大创面（常有1/3～1/2个乳房缺损）。如果勉强缝合，将严重破坏乳腺外形，术后美容效果极差。

基于上述原因，笔者在本病手术治疗方面进行了探索，运用整形外科技术缝合创面，获得了较好的美容效果。这一术式被称为"随意皮瓣"转移术，曾被个别文献报道过。其关键在于运用整形外科皮瓣转移技术来修复创面。由于浆细胞性乳腺炎的病变位置多变，可以发生于乳房任意象限，甚至多个象限，术中皮瓣选择没有固定的规律可循，故称之为"随意皮瓣"转移术。在彻底清除较大病灶后，根据乳房大小、周边皮肤松紧度，临时决定辅助切口的走形方向，将皮瓣（包括部分腺体）转移至缺损创面，从而修复缺损，保证创口较佳愈合。

笔者在应用此种术式时注意到这样一个问题：部分浆细胞性乳腺炎病灶常存在混合感染，创面污染严重，需清除的小脓肿很多，致使乳腺缺损很大。在这样的感染创面做一个大的辅助切口用于转移大皮瓣，术后发生严重感染导致手术失败的风险较大。

总结本组病例，一期愈合率达95%（95/100）。如何达到这一目的，笔者的经验是分期进行手术，各期手术方式和目的均不同。对严重感染的病例，一期先行切开引流术，清除坏死的病灶组织及脓肿。一般创面换药2周后，病灶缩小，渗出物减少，局部水肿消退。待创面相对干净时，再做二期病灶清除手术。术中彻底切除病灶后，用30%的碘伏溶液冲洗创面，

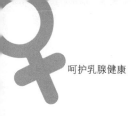

重新铺无菌布巾，更换手套和手术器械，以尽量减少病灶残留，然后再行皮瓣转移术。

上述程序是手术获得成功必不可少的措施。行病灶切除联合"随意皮瓣"转移的病例3周后拆线，痛苦少，美容效果较好。

保证皮瓣转移手术成功的要点：（1）确保病灶被彻底切除，尽量减少病灶遗漏。笔者的经验是，在手术前与超声科医师一起做超声检查定位，标出可疑病灶的部位和范围。（2）术中切除病灶后仔细探查周边有无质硬结节存在，一旦发现结节（多为小脓肿和肉芽肿），应及时彻底切除。（3）彻底清除炎性病灶后，用 30% 的碘伏溶液冲洗创面。（4）重新铺无菌布巾，更换手套，更换手术器械。（5）留置引流管，负压吸引4～5天，在引流液少于10mL时拔管。（6）适当加压包扎。（7）适当使用抗生素。

对于病灶累及多个象限的严重病例，文献报道多行全乳房切除，致残率很高，严重影响乳房外观及患者的生活质量。因此，有学者主张全乳切除同时行一期乳房再造手术。但是，由于切除的病灶为炎性病灶，切口存在无法一期愈合的可能性，并且手术创伤大，费用也高。

笔者的经验是，对此类患者应慎行一期乳房再造术，应考虑分期手术以提高手术成功率，减少致残率。本组1例患者病变累及全乳房，但大部分皮肤尚健康，术中行全乳腺体切除（环乳晕切口），保留乳头乳晕。术后外观呈"大柿饼"状，为二期做乳房再造术留下较好的解剖基础。

总之，外科手术是非哺乳期乳腺炎的有效治疗措施。手术的关键在于彻底清除炎性病灶。对于病灶范围广泛、组织缺损较大的病例，在术中应用"随意皮瓣"转移技术，既能够较好地保证病灶彻底清除、术

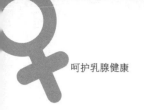

后一期愈合，又能达到较好的美容效果。可见，这是一种可以试用于治疗非哺乳期乳腺炎的技术。

参考文献

〔1〕 王嵩,马海峰,王夕富,等.浆细胞性乳腺炎的多层螺旋CT诊断[J].中西医结合学报,2005,3（3）:199-202.

〔2〕 张祥盛.特发性肉芽肿性乳腺炎[J].诊断病理学杂志,1996,3（1）:47-48.

〔3〕 KESSLER E,WALLOCH Y.Granulomatous mastitis:a lesion clinically simulating carcinoma[J]. Am J Clin Pathol,1972,58（6）:642-646

〔4〕 KOK K Y,TELISINGHE P U.Granulomatous mastitis：presentation,treatment and outcome in 43patients[J].Surgeon,2010,8（4）:197-201.

〔5〕 PATEL R A,STRICKLAND P,SANKARA I
    R,et al.Idiopathic granulomatous mastitis:case
    reports and review of literature[J].J Gen Intern
    Med,2010,25（3）:270-273.

〔6〕 HUGON-RODIN J,PLU-BUREAU G,HUGOL
    D,et al.Management of granulomatous
    mastitis:a series of 14 patients[J].Gynecol
    Endocrinol,2012,28（11）:921-924.

〔7〕 PEREIRA F A,MUDGIL A V,MACIAS E S,et
    al.Idiopathic granulomatous lobular mastitis[J].Int
    J Dennatol,2012,51（2）:142-151.

〔8〕 楼丽华.温阳散结法治疗浆细胞性乳腺炎[J].浙江
    中医学院学报,1996,20（5）:24.

〔9〕 TSE G M,POON C S,RAMACHANDRAM K,et
    al.Granulomatous mastitis:a clinicopathological

review of 26 cases[J].Pathology,2004,36（3）:254-257.

〔10〕BOUFETTAL H,ESSODEGUI F,NOUN M,et al.Idiopathic granulomatous mastitis:a report of twenty cases[J].Diagn lnterv Imaging,2012,93（7-8）:586-596.

〔11〕KIEFFER P,DUKIC R,HUEBER M,et al.A young woman with granulomatous mastitis:a corynebacteria may be involved in the pathogenesis of these disease[J].Rev Med lnterne,2006,27（7）:550-554.

〔12〕HLADIK M,SCHOELLER T,ENSAT F,et al.Idiopathic granulomatous mastitis:successful treatment by mastectomy and immediate breast reconstruction[J].J Plast Reconstr Aesthet Surg,2011,64（12）:1604-1607.

〔13〕YAU F M,MACADAM S A,KUUSK U,et al.The surgical management of granulomatous mastitis[J].Ann Plast Surg,2010,64（1）:9-16.

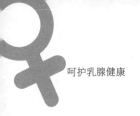

附录三

乳腺导管瘘反复发作的原因及对策

卢静华　黄汉源

[摘要]

目的：探讨乳腺导管瘘反复发作的原因及彻底治疗对策，为治疗复发导管瘘提供依据。

方法：回顾性分析北京北海医院乳腺外科2010年12月至2012年2月诊治的60例反复发作的乳腺导管瘘患者的临床资料，发现导管瘘复发原因与医生对该病认识不清以致处理不当有关。治疗方法是劈开乳头，切除病变乳管及周围炎性肉芽组织，彻底搔刮瘘管周围，加压包扎，术后通过换药使肉芽组织充填伤口。

结果：全组患者通过换药 4～6 周，完全愈合。随诊 6～12个月，无一例复发。

结论：明确乳腺导管瘘发病的原因是治疗该病的重要前提。该手术方式具有创伤小、治疗彻底、不复发的特点，是治疗该病不错的方法。

[**关键词**] 乳腺导管瘘、复发、瘘管切除术

乳腺导管瘘是指非哺乳期原发于乳晕或乳晕附近的化脓性病变，常发生于年轻妇女，与哺乳、生育无密切关系，部分患者伴乳头内陷。临床上常见患者经多次切开引流、搔刮后仍反复发作，甚至因被误诊为乳腺结核及肿瘤而延误病情或做了不必要的大范围切除。

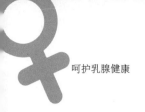
1. 资料与方法

1.1 一般资料

60例患者的年龄区间为21～62岁，年龄在35～40岁之间的患者36例。乳房单瘘54例，2个瘘口4例，3个瘘口2例。病程最长的为8年，最短的为6个月。本组曾做切开引流治疗2次者46例，3次以上者14例。半数患者伴乳头内陷。

1.2 手术方法及术后处理

手术在局麻或静脉全麻下进行。患者平躺于手术台上，常规消毒，铺无菌布巾。

取1%的利多卡因，用5mL的注射器接皮试针头进行局部麻醉，可以减少患者麻醉时的痛苦。麻醉时，从非污染区至污染区依次注射。

之后，用酒精针对切口周围进行消毒，从瘘道的乳晕外口置入探针或蚊式钳，沿扩张导管至乳头探出。纵行切开瘘口至乳头开口间的皮肤及皮下组织，彻底暴露瘘管及扩张导管，完整剥除病变近端至乳头开口处导管，用刮匙彻底搔刮瘘管周围的炎性肉芽组织，切除增生明显的瘢痕组织，彻底止血。用碘伏消毒后，于伤口内填塞油纱，加压包扎。将切除物送病理检查。

术后第3天首次换药，继续填塞油纱，加压包扎。以后每隔1天换药1次，直至愈合。大约14～28天即可痊愈，其间给予口服抗生素。

1.3 术后随访

术后第3天门诊复查，随访6个月～1年。

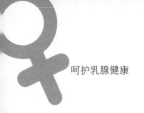

2. 结果

60例患者全部为复发患者。经手术治疗后，从第3天开始换药直至愈合，换药时间约2~4周。随访全部患者6个月以上，无一例复发。部分患者乳头形状略有改变，凹陷者愈合后得到纠正。

3. 讨论

乳腺导管瘘的形成有以下3个因素：

（1）细菌侵入输乳管并大量繁殖是主要发病因素。

（2）乳头内陷。1988年Walker等的一项前瞻性研究工作证明，这类病例的厌氧菌是需氧菌的2倍，其中以凝固酶阴性的葡萄球菌和消化链球菌

（peptostreptococcus）为主，多种菌属共同致病。Khoda等的研究也证实了该观点。1994年，Maier等研究发现局部无法保持清洁是易引起感染的因素。

（3）导管扩张。从病理上，鳞状上皮从导管口向内部延伸，覆盖于导管内壁之后，其角化鳞屑及脂质分泌物易阻塞导管，此种情况下细菌侵入极易引发感染。感染后可引起引流不畅，形成乳晕旁脓肿，继而破溃或引流后易形成瘘管。乳晕旁瘘管外口可以愈合，但若继续感染，会复发。

乳腺导管瘘反复发作的原因可归纳为：

（1）只做单纯脓肿切开引流，未切除乳头部乳腺导管，切除不彻底。几乎大部分患者都曾行脓肿切开引流术，伤口短期愈合后复发。部分患者伴乳头凹陷，并未给予纠正。

（2）瘘管切开后未进行彻底搔刮。一旦鳞状上

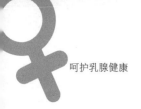

皮存在，愈合后还会复发。

（3）伤口过早一期缝合，瘘管两端过早愈合。此种情况易导致引流不畅，从而复发。

外科手术是目前治疗本病的首选方法。常用的手术方式为瘘管切开、扩大引流及搔刮。因为窦道是感染和复发的关键，所以单纯瘘管切开术、扩大引流搔刮术，易出现搔刮引流不充分，增加导管瘘再次发作的风险。而笔者所在医院采取的手术方法不易引发复发的关键有3处：

（1）找到瘘管后，沿瘘管劈开乳头，可完整切除病灶，不会遗留乳头部乳管。

（2）切除近端导管至乳头部开口处，清除瘢痕组织及肉芽组织，彻底搔刮，以防止鳞状上皮和肉芽残留。

（3）创口内填塞油纱，加压包扎，至第3天换

药。这可防止引流不畅和瘘道两端过早闭合，以及
由此引发的治疗不彻底、反复发作。肉芽组织充填创
口不易引起复发。

总之，该方法是通过临床验证的值得推广的治疗
乳腺导管瘘且防止反复发作的有效对策。

参考文献

〔1〕 WALKER A P, EDMISTON C E,KREPEL C J,et
al.A prospective study of microflora of nonpuerperal
breast abscess[J].Arch Surg,1988,123（7）:908-
911.

〔2〕 KHODA J,LANTSBERG L,YEGEV Y,et
al.Management of periareolar abscess and
mammilary fistula[J].Surg Gynecol Obstet,1992,175
（4）:306-308.

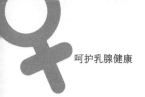

〔3〕 DIXON J M,THOMPSON A M.Effective surgical treatment for mammary duct firstula[J].Br J Surg,1991,78（10）:1185-1186.

〔4〕 MAIER W P,AU F C,TANG C K.Nonlactational breast infection[J].Am Surg,1994,60（4）:247-250.